Enfermería

en Nefrología

La guía completa

ALEXANDRE CAREWELL

Índice

Introducción 11

- La importancia de la nefrología en el 11
panorama médico.

- El papel fundamental de la enfermera 13
de nefrología.

Capítulo 1: Nefrología - Una introducción 15

- Comprender los riñones: anatomía y 16
fisiología.

- Patologías comunes en nefrología. 17

- El viaje de un paciente de nefrología. 20

Capítulo 2: Función y responsabilidades 23
de la enfermera de nefrología

- La vida cotidiana de la enfermera de 24
nefrología.

- Colaboración interprofesional: trabajar 26
con un equipo multidisciplinar.

- Responsabilidades administrativas y 28
documentación.

Capítulo 3: Técnicas y procedimientos 31
habituales

- Diálisis: principios y tipos. 32

- Hemodiálisis   34

- Diálisis peritoneal   36

- Trasplante renal: antes, durante y después.   38

- Gestión de catéteres y accesos vasculares.   40

Capítulo 4: Complicaciones y gestión de emergencias   43

- Complicaciones asociadas a la   44

- Hiper e hipotensión.   46

- Trastornos electrolíticos.   48

- Gestión de infecciones.   50

Capítulo 5: La relación con el paciente   53

- Comunicación eficaz con los pacientes y sus familias.   54

- La importancia de la educación del paciente.   56

- Gestión de la ansiedad y el estrés del paciente.   58

Capítulo 6: El bienestar de la enfermera   61

- Desafíos emocionales y psicológicos.   62

- La importancia del autocuidado.   64

- Consiga un equilibrio entre la vida profesional y la personal.   66

Capítulo 7: Testimonios y estudios de caso   69

- Días típicos: testimonios de enfermeras experimentadas.   70

- Lecciones de casos complejos.   71

- Inspiración y motivación para seguir por este camino.   73

Capítulo 8: Ética y nefrología   77

- Dilemas éticos comunes en nefrología.   78

- Consentimiento informado y derechos de los pacientes.   80

- Final de la vida y cuidados paliativos en nefrología.   81

Capítulo 9: Cultura y diversidad en nefrología   85

- Los retos de atender a pacientes de orígenes diversos.   86

- La importancia de la sensibilidad cultural.   87

- Características étnicas de la enfermedad renal.   89

Capítulo 10: Tecnología e innovación en nefrología   93

- Nuevas tecnologías en diálisis.   94

- Aplicaciones y herramientas digitales para la gestión de pacientes.   96

- El futuro de la telemedicina en nefrología.   98

Capítulo 11: Investigación y participación en ensayos clínicos   101

- Introducción a la investigación clínica en nefrología.   102

- El papel de la enfermera en los ensayos clínicos.   104

- ¿Cómo puedo mantenerme al día de las últimas novedades?   106

Capítulo 12: Colaboración interhospitalaria   109

- Coordinación de la atención con otras especialidades médicas.   110

- Comunicación entre los distintos servicios sanitarios.   112

- Programas de tutoría e intercambio profesional.   114

Capítulo 13: Gestión y liderazgo en nefrología   117

- El paso a funciones directivas.   118

- La importancia del liderazgo clínico.   119

- Gestión de conflictos y fomento de un entorno de trabajo positivo.   121

Capítulo 14: Promoción de la salud renal en la comunidad   125

- Programas de sensibilización y prevención.   126

- El papel de la enfermera de nefrología en la educación comunitaria.   128

- Colaboración con organizaciones no gubernamentales y asociaciones de pacientes.   130

Capítulo 15: Cuestiones legales y nefrología   133

- Legislación que regula la práctica de la enfermería nefrológica.   134

- Los derechos de los pacientes y de los profesionales sanitarios.   136

- Gestión de quejas y litigios.   138

Capítulo 16: Desarrollo profesional y formación continua   141

- Especializaciones en nefrología.   142

- Investigación en nefrología: ¿por qué y cómo puede participar?   143

- La importancia de la formación continua.   145

Conclusión   149

- El futuro de la nefrología y el papel cambiante de la enfermera.   149

- Glosario de términos médicos de uso común.   152

- Recursos adicionales para el aprendizaje y la formación continua.   154

« La nefrología no sólo estudia los riñones, sino que sondea el corazón mismo de nuestro equilibrio interno, garantizando que cada gota se traduzca en una salud renovada. »

INTRODUCCIÓN

La importancia de la nefrología en el panorama médico

La nefrología, aunque a veces queda relegada a las sombras de especialidades médicas más "destacadas", ocupa un lugar crucial en el panorama mundial de la medicina. Esta disciplina, que se centra en el estudio, diagnóstico y tratamiento de las enfermedades renales, es la guardiana silenciosa del equilibrio interno de nuestro cuerpo. Todas las funciones de nuestros riñones son un testamento del ingenio natural, ya que filtran los residuos, equilibran los niveles de líquidos y regulan los electrolitos. Si esta sinfonía bioquímica se interrumpiera, las consecuencias para el individuo serían catastróficas.

La nefrología destaca en el panorama médico no sólo por su complejidad técnica, sino también por su cercanía al paciente. La enfermedad renal crónica, por ejemplo, requiere cuidados y seguimiento regulares, lo que forja un estrecho vínculo entre el paciente, el nefrólogo y el equipo de enfermería. Estas interacciones repetidas ofrecen una perspectiva única sobre la naturaleza prolongada de la atención médica y la importancia de una relación basada en la confianza.

Además, la importancia de la nefrología se extiende más allá de sus límites disciplinarios. Desempeña un papel central en el tratamiento de muchas patologías comunes, como la diabetes y la hipertensión, dos de los principales responsables de la insuficiencia renal. En otras palabras, el trabajo de los nefrólogos y las enfermeras de nefrología no se limita a la función renal, sino que forma parte de un marco más amplio de prevención, atención y tratamiento en medicina general.

Además, los avances tecnológicos, sobre todo en el campo de la diálisis, reflejan el papel dinámico que desempeña la nefrología en la adopción y adaptación de la tecnología médica. La innovación continua en la atención renal demuestra hasta qué punto esta especialidad está a la vanguardia de la medicina moderna.

Así pues, aunque pueda parecer especializada y a veces aislada, la nefrología es en realidad un pilar fundamental de la medicina. Es un recordatorio de la interconexión de nuestros sistemas corporales, de la vitalidad de la prevención y de la maravilla de la tecnología médica. En el gran esquema de la medicina, la nefrología es una especialidad esencial, un recordatorio constante de lo valioso que es cada órgano, cada célula y cada momento en la delicada danza de la vida.

El papel fundamental de la enfermera de nefrología.

La enfermera de nefrología se encuentra en el corazón de un universo médico en el que la naturaleza técnica de los cuidados se mezcla con la profundidad de las relaciones humanas. Desempeñando un papel fundamental, esta pieza clave es a menudo la primera línea de contacto para los pacientes con enfermedades renales, sirviendo no sólo como cuidadora, sino también como guía, educadora y a veces incluso confidente.

Los cuidados nefrológicos, en particular la diálisis, requieren conocimientos técnicos y habilidades específicas. Las enfermeras deben asegurarse de que las máquinas funcionan correctamente, de que las dosis de medicación son correctas y de que todos los procedimientos se siguen al pie de la letra. Un pequeño error puede tener consecuencias importantes, por lo que la vigilancia y la precisión son esenciales en esta función.

Sin embargo, más allá de esta pericia técnica, es en el acompañamiento humano donde realmente brilla la enfermera de nefrología. Los pacientes con insuficiencia renal crónica u otras afecciones renales se enfrentan a menudo a tratamientos a largo plazo, cambios en el estilo de vida y una multitud de emociones, que van desde el miedo a la frustración. Aquí es donde entra en juego la enfermera, que ofrece apoyo emocional, responde a las preguntas, disipa los temores y ayuda a gestionar las expectativas.

La educación también desempeña un papel predominante en esta especialidad. Las enfermeras informan a los pacientes sobre sus tratamientos, les orientan en el control de su dieta, les conciencian de la importancia de tomar su medicación con regularidad y les preparan para posibles trasplantes de riñón. Este aspecto educativo es un elemento clave para ayudar a los pacientes a tomar el control de su propia salud y mejorar su calidad de vida.

Por último, la enfermera de nefrología suele ser el enlace entre el paciente y el nefrólogo. Transmiten la información esencial, coordinan los cuidados y se aseguran de que la vía asistencial sea fluida y eficaz. También colaboran estrechamente con otros especialistas, como dietistas y trabajadores sociales, para garantizar que los pacientes reciban una atención integral.

En el vasto mundo de la nefrología, la enfermera es una brújula, un ancla y una guardiana. Aunque técnicamente cualificada, su papel va mucho más allá de lo puramente clínico para abarcar una dimensión profundamente humana, lo que la convierte en una aliada inestimable para cada paciente que navega por las aguas, a menudo tumultuosas, de la enfermedad renal.

Capítulo 1

NEFROLOGÍA - UNA INTRODUCCIÓN

Comprender los riñones: anatomía y fisiología.

Los riñones, esos dos órganos con forma de judía situados a ambos lados de la columna vertebral, son esenciales para la vida. Aunque quizá no se mencionen con tanta frecuencia como el corazón o los pulmones en los debates actuales sobre la salud, su papel en el mantenimiento del equilibrio interno del organismo es igual de crucial. Para comprender su importancia, debemos adentrarnos en la anatomía y la fisiología de estas notables estructuras.

Anatomía del riñón
Localización: Los riñones están situados en la región lumbar, justo debajo de la caja torácica, a ambos lados de la columna vertebral. Están protegidos por la caja torácica y una capa de grasa.

Estructura externa: Cada riñón mide aproximadamente de 10 a 12 cm de largo, de 5 a 7 cm de ancho y de 2 a 3 cm de grosor. La parte cóncava del riñón, llamada hilio, es por donde el uréter, los vasos sanguíneos y los nervios entran y salen del órgano.

Estructura interna: Internamente, el riñón está dividido en varias regiones:

- La **corteza**: la capa externa que contiene numerosas nefronas, las unidades funcionales de los riñones.
- La **médula**, dividida en pirámides renales, que contiene tubos colectores que conducen a unas estructuras llamadas cálices, que recogen la orina producida por las nefronas.

Fisiología renal
Los riñones desempeñan una serie de funciones esenciales:

- **Filtración de la sangre**: Cada día, los riñones filtran alrededor de 180 litros de sangre, eliminando los desechos y el exceso de líquidos para producir alrededor de 1 a 2 litros de orina.

- **Regulación electrolítica**: Los riñones regulan las concentraciones de sodio, potasio, calcio y otros iones en la sangre, garantizando la estabilidad del medio interno del organismo.
- **Regulación de la tensión arterial**: Al segregar la hormona renina, los riñones desempeñan un papel esencial en la regulación de la tensión arterial.
- **Producción de eritropoyetina**: Esta hormona estimula la producción de glóbulos rojos en la médula ósea cuando los niveles de oxígeno en la sangre son bajos.
- **Metabolismo de la vitamina D**: Los riñones convierten la vitamina D en su forma activa, que es esencial para la absorción del calcio por los intestinos.
- **Equilibrio ácido-base**: Los riñones regulan el pH sanguíneo excretando iones de hidrógeno y reabsorbiendo bicarbonato.

A través de estas funciones, los riñones desempeñan un papel activo en el mantenimiento de un entorno interno estable, conocido como homeostasis. Este equilibrio es esencial para que las células y los órganos funcionen correctamente. Sin unos riñones sanos, este equilibrio se vería alterado, amenazando el funcionamiento óptimo del organismo en su conjunto. Por lo tanto, comprender los riñones es reconocer la complejidad y la belleza del diseño fisiológico, y apreciar su papel silencioso pero vital en nuestro bienestar diario.

Patologías comunes en nefrología.

La nefrología es una especialidad médica dedicada al estudio, diagnóstico y tratamiento de las enfermedades renales. Los riñones, como órganos encargados de filtrar la sangre y regular muchas de las funciones esenciales del organismo, pueden verse afectados por multitud de patologías. Algunas de ellas son comunes y merecen una atención especial por su prevalencia y su impacto potencial sobre la salud.

1. Insuficiencia renal

- **Insuficiencia renal aguda (IRA): Se trata de una** pérdida repentina y rápida de la función renal, a menudo debida a daño renal, deshidratación grave, ciertos fármacos o sepsis.
- **Enfermedad renal crónica (ERC):** Esta afección se caracteriza por una pérdida gradual e irreversible de la función renal. Entre las causas más comunes se encuentran la diabetes, la hipertensión arterial y la glomerulonefritis crónica.

2. Glomerulonefritis
Se trata de una inflamación de los glomérulos, las pequeñas unidades de filtración de los riñones. Puede ser aguda o crónica y derivarse de infecciones, enfermedades autoinmunes u otras causas.

3. Nefropatía diabética
Se trata de una complicación frecuente de la diabetes y es una de las principales causas de insuficiencia renal crónica. Se debe al daño de los vasos sanguíneos de los riñones provocado por los altos niveles de azúcar en sangre.

4. Litiasis renal (cálculos renales)
Se trata de masas sólidas de cristales que se desarrollan en el interior de los riñones. Estos cálculos pueden causar dolor y obstruir el flujo de orina.

5. Enfermedad renal poliquística

Se trata de una enfermedad genética en la que se desarrollan numerosos quistes, o sacos llenos de líquido, en los riñones, lo que compromete su función.

6. Síndrome nefrótico

Se trata de un conjunto de síntomas que incluyen proteinuria elevada (exceso de proteínas en la orina), hipoalbuminemia (baja concentración de albúmina en la sangre) y edema.

7. Hipertensión renovascular

Se trata de una forma de hipertensión arterial causada por el estrechamiento de las arterias renales.

8. Pielonefritis

Se trata de una infección renal causada a menudo por bacterias que se propagan de la vejiga a los riñones.

9. Enfermedades hereditarias

Además de la poliquistosis renal, existen otras afecciones genéticas, como el síndrome de Alport, que afectan a la función renal.

10. Toxicidad renal

Muchos fármacos y toxinas pueden dañar los riñones si se toman en grandes cantidades o durante un periodo prolongado.

El tratamiento de estas enfermedades suele requerir un enfoque multidisciplinar en el que participan nefrólogos, enfermeras especializadas, dietistas y otros profesionales sanitarios. La prevención, la detección precoz y el tratamiento adecuado son esenciales para minimizar las complicaciones y mejorar la calidad de vida de los pacientes con enfermedades renales.

El viaje de un paciente de nefrología.

El viaje de un paciente de nefrología es una trayectoria médica compleja, moldeada por la naturaleza de su enfermedad renal, sus síntomas, las intervenciones necesarias y su estado general de salud. Este viaje, a menudo salpicado de momentos de incertidumbre, adaptación y resiliencia, pone de relieve la importancia de una atención integral, coordinada y centrada en el paciente.

1. Síntomas y consulta inicial
El proceso suele comenzar con la aparición de síntomas inexplicables como fatiga, edema, orina espumosa o dolor de espalda. Los pacientes pueden consultar entonces a su médico de cabecera, que les prescribirá más pruebas si aparecen estos signos.

2. Examen inicial y diagnóstico
Pueden realizarse análisis de sangre, de orina y una ecografía renal. Si se detecta alguna anomalía, el médico de cabecera remitirá al paciente a un nefrólogo para un examen más detallado. El diagnóstico preciso de la enfermedad renal se establece gracias a estas investigaciones y, en ocasiones, a una biopsia renal.

3. Educación y cuidados iniciales
Una vez realizado el diagnóstico, comienza una fase de educación. El nefrólogo, apoyado por un equipo de enfermeras especializadas, informa al paciente sobre la enfermedad, los posibles tratamientos y los cambios de estilo de vida recomendados. Esta etapa es crucial para que los pacientes comprendan su enfermedad y se adhieran al tratamiento.

4. Tratamiento específico

Dependiendo de la naturaleza y la gravedad de la enfermedad, el tratamiento puede variar:

- Medicación específica para controlar la progresión de la enfermedad.
- Cambios en la dieta para proteger la función renal.
- Diálisis, si la función renal está gravemente deteriorada.
- Trasplante renal para la insuficiencia renal avanzada.

5. Seguimiento regular

Los pacientes de nefrología requieren un seguimiento regular para evaluar la evolución de su enfermedad, ajustar los tratamientos y controlar cualquier complicación. Estas citas periódicas son esenciales para controlar el estado de salud del paciente.

6. Apoyo multidisciplinar

Además de los nefrólogos, hay otros profesionales implicados en el cuidado del paciente: dietistas para ajustar la dieta, psicólogos para el apoyo emocional, trabajadores sociales para la asistencia administrativa y fisioterapeutas para la gestión de la movilidad.

7. Transición a otros cuidados

Dependiendo de cómo progrese la enfermedad, un paciente puede requerir cuidados más intensivos, como un cambio a diálisis más frecuente o un trasplante de riñón. Estas transiciones se gestionan estrechamente para garantizar la continuidad de los cuidados.

8. Formación continua y rehabilitación

Con el tiempo, las necesidades del paciente pueden cambiar. Las sesiones educativas se renuevan y adaptan para acompañarles en cada fase de su enfermedad.

El viaje de un paciente de nefrología es un viaje médico y humano. En cada etapa, la estrecha colaboración entre el paciente, su familia y el equipo médico es esencial para garantizar el mejor resultado posible y mejorar la calidad de vida.

Capítulo 2

FUNCIÓN
Y
RESPONSABILIDADES
DE LA
ENFERMERA
DE
NEFROLOGÍA

El día a día de una enfermera en nefrología.

Las enfermeras de nefrología desempeñan un papel fundamental en el cuidado de los pacientes que padecen enfermedades renales. Su papel va mucho más allá de la simple administración de cuidados; son un verdadero pilar de apoyo al paciente, actuando como educadores, apoyo y coordinadores. El día a día de estos profesionales está salpicado de multitud de tareas, lo que lo hace tan exigente como gratificante.

1. Administración del tratamiento
Las enfermeras suelen estar en primera línea cuando se trata de administrar medicamentos, ya sea por vía oral, intravenosa o de otro tipo. En nefrología, esto puede incluir también la gestión de los tratamientos de diálisis.

2. Seguimiento de la diálisis
En el caso de los pacientes de diálisis, la enfermera prepara y supervisa la máquina, conecta al paciente, controla su estado durante el tratamiento y gestiona cualquier posible problema. La diálisis es un tratamiento exigente que requiere una atención constante.

3. Seguimiento médico
Las enfermeras miden regularmente las constantes vitales de los pacientes, evalúan su bienestar, controlan los posibles efectos secundarios del tratamiento e informan de cualquier anomalía al nefrólogo.

4. Educación del paciente
Las enfermeras desempeñan un papel crucial en la educación de los pacientes. Les informan sobre su enfermedad, los tratamientos, los cambios de estilo de vida recomendados y las técnicas de autocontrol.

5. Apoyo emocional

Ante una enfermedad crónica, muchos pacientes pueden sentirse ansiosos, deprimidos o desanimados. Las enfermeras son a menudo el primer punto de contacto y apoyo para estos pacientes, ofreciéndoles un oído atento y consejo.

6. Coordinación con el equipo médico

Las enfermeras colaboran estrechamente con nefrólogos, dietistas, trabajadores sociales y otros miembros del equipo médico para garantizar una atención integral y coordinada al paciente.

7. Procedimientos técnicos

Esto puede incluir la inserción de catéteres, la toma de muestras de sangre, la gestión de accesos vasculares para diálisis o el seguimiento postrasplante de pacientes que han recibido un nuevo riñón.

8. Tareas administrativas

Como todos los profesionales sanitarios, las enfermeras de nefrología también deben gestionar tareas administrativas, como la actualización de historiales médicos, el pedido de medicamentos y la coordinación de citas.

9. Formación continua

La medicina evoluciona constantemente. Por ello, las enfermeras necesitan formarse regularmente para mantenerse al día de las últimas técnicas, tratamientos y recomendaciones en el campo de la nefrología.

El papel de la enfermera de nefrología es polifacético. Requiere tanto conocimientos técnicos avanzados como una gran capacidad de empatía. Estos profesionales se encuentran a menudo en el centro de la experiencia médica del paciente, acompañándole en cada etapa de su viaje nefrológico, lo que les convierte en actores esenciales en el cuidado de estos pacientes.

Colaboración interprofesional: trabajar con un equipo multidisciplinar.

La atención al paciente en nefrología, como en muchos otros campos de la medicina, no depende únicamente de la pericia de un único profesional sanitario. Requiere una estrecha colaboración entre distintos especialistas, cada uno de los cuales aporta sus conocimientos específicos y su saber hacer a la tarea de proporcionar a los pacientes la mejor atención global posible. La colaboración interprofesional es el núcleo de este enfoque, ya que garantiza que se tengan en cuenta todos los aspectos de la salud del paciente.

1. El papel fundamental del nefrólogo
El nefrólogo es un especialista en enfermedades renales. Diagnostica la enfermedad, aconseja el mejor tratamiento y supervisa su evolución. Suele coordinar el equipo multidisciplinar.

2. La enfermera de nefrología
Además de los cuidados directos, las enfermeras desempeñan un papel fundamental en la educación de los pacientes, la supervisión diaria, la coordinación de los cuidados y el apoyo emocional.

3. El dietista
La enfermedad renal suele tener implicaciones dietéticas específicas. El dietista aconseja a los pacientes sobre su dieta, en función de la progresión de su enfermedad y de los tratamientos prescritos.

4. El trabajador social
Apoya a los pacientes y a sus familias a la hora de afrontar los retos no médicos asociados a la enfermedad, como los problemas económicos, el acceso a los cuidados o las preocupaciones laborales.

5. El farmacéutico

Como expertos en medicamentos, los farmacéuticos asesoran sobre la dosificación, las interacciones entre fármacos y los efectos secundarios. Colaboran estrechamente con el nefrólogo para garantizar que el paciente reciba el tratamiento más adecuado.

6. El psicólogo

Ante una enfermedad crónica, muchos pacientes experimentan ansiedad, depresión o estrés. El psicólogo les ayuda a gestionar estas emociones y les sugiere estrategias de afrontamiento.

7. El fisioterapeuta

A los pacientes con dificultades de movilidad o dolor, el fisioterapeuta les ofrece ejercicios y técnicas para mejorar su calidad de vida.

8. El cirujano vascular

Para los pacientes que requieren diálisis, a menudo es necesario crear un acceso vascular. El cirujano vascular trabaja en colaboración con el nefrólogo.

9. Comunicación y coordinación

La clave del éxito de la colaboración interprofesional reside en una comunicación fluida y regular entre los miembros del equipo. Las reuniones multidisciplinares periódicas, los informes compartidos y la formación continua son esenciales para garantizar una atención fluida y eficaz.

La colaboración interprofesional garantiza que los pacientes se beneficien de un enfoque holístico, en el que se tienen en cuenta todos los aspectos de su salud. En un mundo médico cada vez más especializado, este enfoque multidisciplinar es crucial para proporcionar a los pacientes una atención integral, centrada en sus necesidades y su bienestar.

Responsabilidades administrativas y documentación.

En el mundo de la asistencia sanitaria, y en particular en la nefrología, la documentación y las responsabilidades administrativas desempeñan un papel crucial. No sólo garantizan una atención óptima al paciente, sino que también aseguran la trazabilidad de los cuidados y el cumplimiento de las obligaciones legales y éticas. Las enfermeras de nefrología, como todos los profesionales sanitarios, tienen que compaginar sus tareas de atención directa con estas responsabilidades administrativas.

1. Llevar un historial médico
El expediente médico es la herramienta central de seguimiento del paciente. Contiene el historial de las consultas, los resultados de las pruebas, las prescripciones médicas y cualquier otra información relevante para la salud del paciente. Las enfermeras deben asegurarse de que este expediente se actualiza constantemente, incluyendo sus observaciones e intervenciones.

2. Pedir y gestionar medicamentos y equipos
Los cuidados nefrológicos requieren a menudo el uso de medicamentos y equipos específicos, como el equipo de diálisis. Las enfermeras deben asegurarse de que están disponibles, gestionar las existencias y, en ocasiones, encargar nuevos equipos o medicamentos.

3. Coordinación de citas
La enfermera suele desempeñar un papel en la coordinación de las citas médicas, ya sea para consultas regulares, sesiones de diálisis u otros exámenes especializados.

4. Relaciones y comunicación con otros profesionales sanitarios

A menudo se exige a las enfermeras que se comuniquen con otros miembros del equipo médico, ya sea mediante informes escritos, relatos orales o reuniones de coordinación. Estos intercambios garantizan que los pacientes reciban una atención armoniosa y coordinada.

5. Cumplimiento de las normas y reglamentos

La asistencia sanitaria se rige por toda una serie de normas y reglamentos que abarcan la higiene, la seguridad, la confidencialidad y la ética. Las enfermeras deben conocerlas a fondo y velar por que se respeten escrupulosamente.

6. Formación y educación continua

El ámbito sanitario evoluciona constantemente. Esto significa que las enfermeras deben mantenerse al día de las nuevas técnicas, los últimos fármacos y los métodos de cuidados innovadores. Esta formación continua también debe documentarse.

7. Participación en la investigación clínica

En algunos establecimientos, las enfermeras pueden participar en proyectos de investigación clínica. Esto implica una documentación precisa, seguir protocolos y comunicarse con los equipos de investigación.

8. Evaluar la calidad de la atención

Para garantizar unos cuidados óptimos, muchos establecimientos están introduciendo evaluaciones periódicas de la calidad de los cuidados. Las enfermeras suelen participar en estas evaluaciones, tanto en calidad de evaluadoras como de evaluadas.

A primera vista, las responsabilidades administrativas y de documentación pueden parecer alejadas del núcleo del trabajo de una enfermera. Sin embargo, son esenciales para garantizar la seguridad, la eficacia y la calidad de los cuidados prestados a los pacientes. En un mundo médico cada vez más complejo, dominarlas es una habilidad esencial para todos los profesionales sanitarios.

Capítulo 3

TÉCNICAS Y PROCEDIMIENTOS NORMALIZADOS

Diálisis: principios y tipos

La diálisis es una técnica médica esencial en el campo de la nefrología, utilizada para purificar la sangre de pacientes cuyos riñones no funcionan o lo hacen de forma insuficiente. Elimina los productos de desecho, el exceso de líquido y los electrolitos de la sangre, realizando una función que normalmente llevan a cabo los riñones sanos. Profundicemos en los principios y tipos de diálisis para comprender mejor este procedimiento vital.

1. Principios de la diálisis
Los riñones actúan como filtros de nuestro organismo, eliminando los residuos y el exceso de agua para formar la orina. Cuando los riñones pierden esta capacidad de filtrado, la sangre se carga de residuos tóxicos y exceso de líquido. La diálisis se utiliza para sustituir esta función renal deficiente. Se basa en el principio de difusión, por el que las moléculas se desplazan de una zona de alta concentración a otra de baja, y de ósmosis, para el trasvase de agua.

2. Hemodiálisis
   • **Principio**: La hemodiálisis es el tipo más común de diálisis. La sangre del paciente se bombea fuera del cuerpo hasta una máquina de diálisis, que la filtra antes de devolverla al organismo.
   • **Acceso vascular**: Para permitir que la sangre circule, se crea un acceso vascular, a menudo en el brazo. Puede tratarse de una fístula, un injerto o un catéter.
   • **Frecuencia**: La hemodiálisis se realiza generalmente tres veces por semana, y cada sesión dura aproximadamente de 3 a 5 horas.

3. Diálisis peritoneal
   • **Principio**: En la diálisis peritoneal, la sangre se limpia dentro del cuerpo. La membrana peritoneal, que

recubre el abdomen, se utiliza como filtro natural. Se introduce una solución de diálisis en el abdomen a través de un catéter y, al cabo de cierto tiempo, se evacua, llevándose consigo los productos de desecho y el exceso de líquido.

- Tipos :
    - **Diálisis peritoneal ambulatoria continua (DPAC)**: Los intercambios de fluidos se realizan manualmente, generalmente 4 veces al día.
    - **Diálisis peritoneal automatizada (DPA)**: Una máquina realiza los intercambios de fluidos durante la noche mientras el paciente duerme.

4. Ventajas y desventajas

Cada tipo de diálisis tiene sus ventajas e inconvenientes. La hemodiálisis requiere visitas frecuentes a un centro de diálisis y puede ser más restrictiva para el paciente. La diálisis peritoneal, en cambio, ofrece mayor libertad, ya que puede realizarse en casa, pero requiere una asepsia rigurosa y la capacidad de gestionar uno mismo los intercambios.

5. Elección del método

La elección del método de diálisis depende de varios factores: el estado general de salud del paciente, la función renal restante, su estilo de vida, su capacidad para llevar el tratamiento en casa y sus preferencias personales. Una discusión en profundidad con el nefrólogo es esencial para elegir la mejor opción.

La diálisis es un proceso que salva la vida de muchos pacientes que sufren insuficiencia renal crónica. Aunque no sustituye todas las funciones renales, permite a los pacientes seguir llevando una vida productiva mientras controlan su enfermedad renal.

Hemodiálisis

La hemodiálisis es uno de los métodos de diálisis más utilizados para tratar la insuficiencia renal crónica. Permite filtrar la sangre para eliminar los productos de desecho, las toxinas y el exceso de líquido, reproduciendo así parcialmente la función de los riñones. El tratamiento es esencial para las personas cuyos riñones ya no son capaces de realizar esta tarea vital. Veamos los aspectos detallados de la hemodiálisis.

1. Cómo funciona la hemodiálisis
Durante una sesión de hemodiálisis, la sangre del paciente se bombea fuera del cuerpo a una máquina de hemodiálisis. Esta máquina incluye un dializador, o "riñón artificial", que filtra la sangre. Una vez limpia, la sangre se devuelve al cuerpo del paciente.

2. Acceso vascular
Un aspecto clave de la hemodiálisis es el establecimiento de un acceso vascular sólido y duradero que permita un flujo sanguíneo eficaz entre el paciente y la máquina. Los tipos de acceso incluyen:
- **Fístula arteriovenosa (FAV): Se trata de una** conexión quirúrgica entre una arteria y una vena, normalmente en el brazo. Se prefiere por su durabilidad y menor riesgo de infección.
- **Injerto**: Se utiliza un tubo sintético para conectar una arteria a una vena.
- **Catéter**: Cuando se requiere hemodiálisis a corto plazo, se puede insertar un catéter en una vena grande del cuello o del pecho.

3. Frecuencia y duración
Una sesión típica de hemodiálisis dura alrededor de 3 a 5 horas y suele ser necesaria tres veces por semana. Sin

embargo, la duración y la frecuencia pueden variar en función de las necesidades del paciente.

4. Entorno de diálisis

La hemodiálisis suele realizarse en un centro de diálisis especializado. Algunos centros ofrecen hemodiálisis nocturna, lo que permite a los pacientes dializarse mientras duermen. También es posible realizar la hemodiálisis en casa, tras una formación adecuada.

5. Ventajas y desventajas
- Ventajas :
- Tratamientos programados para permitir la planificación de otras actividades.
- Supervisión médica estrecha durante el tratamiento.
- Liberación de días sin sueldo.
- Desventajas :
- Visitas frecuentes al centro de diálisis.
- Posible fatiga post-diálisis.
- Restricciones de alimentos y agua.

6. Posibles complicaciones

Como cualquier procedimiento médico, la hemodiálisis conlleva riesgos. Entre ellos se incluyen
- Calambres musculares
- Hipotensión (tensión arterial baja)
- Infecciones
- Anemia
- Problemas de acceso vascular

7. Calidad de vida con hemodiálisis

Vivir con hemodiálisis requiere ajustes en el estilo de vida. Los pacientes deben controlar su dieta y la ingesta de agua, tomar varios medicamentos y cumplir un estricto programa de diálisis. Sin embargo, con el apoyo y la gestión adecuados, muchos pacientes llevan una vida activa y satisfactoria.

La hemodiálisis sigue siendo el pilar del tratamiento de la insuficiencia renal crónica. Ofrece un salvavidas a millones de personas en todo el mundo, permitiéndoles vivir a pesar de una enfermedad renal avanzada.

Diálisis peritoneal

La diálisis peritoneal es una alternativa a la hemodiálisis para el tratamiento de la insuficiencia renal crónica. Utiliza la membrana peritoneal del paciente, que recubre la cavidad abdominal, como filtro para eliminar los desechos, el exceso de líquido y los electrolitos. Esta técnica, que suele realizarse en casa, ofrece a los pacientes una mayor autonomía. Veamos más de cerca las características específicas de la diálisis peritoneal.

1. Principio de la diálisis peritoneal
La diálisis peritoneal consiste en la introducción de una solución de diálisis especial, generalmente rica en glucosa, en la cavidad abdominal. Esta solución extrae los productos de desecho, los electrolitos y el exceso de líquido de la sangre a través de la membrana peritoneal. Tras un cierto periodo de tiempo, conocido como tiempo de residencia, esta solución "usada" se evacua del abdomen y se sustituye por una solución fresca.

2. Colocación del catéter
Para permitir que la solución de diálisis entre y salga del cuerpo, se implanta quirúrgicamente un catéter flexible en la pared abdominal. Este procedimiento suele ser sencillo y se realiza en régimen ambulatorio o durante una breve estancia en el hospital.

3. Tipos de diálisis peritoneal
  • Diálisis peritoneal ambulatoria continua (DPAC)
  :

- Realizado manualmente por el paciente o un cuidador.
- En general, requiere 4 intercambios al día, permaneciendo la solución en el abdomen de 4 a 6 horas antes de ser intercambiada.
- Diálisis peritoneal automatizada (DPA) :
- Utiliza una máquina, llamada cicladora, para realizar intercambios de solución durante la noche mientras el paciente duerme.
- Puede ser necesario sustituirlo manualmente durante el día.

4. Ventajas y desventajas
- Ventajas :
- Mayor autonomía y flexibilidad.
- No hay punciones repetidas como con la hemodiálisis.
- Mejor conservación de la función renal residual.
- Menos restricciones dietéticas.
- Desventajas :
- Necesidad de realizar intercambios diarios.
- Riesgo de infecciones peritoneales.
- La sensación de tener el abdomen "lleno" puede resultar incómoda para algunas personas.
- Posible aumento de peso debido a la glucosa de la solución.

5. Seguimiento y complicaciones
Es esencial un seguimiento regular por parte de un nefrólogo y un equipo sanitario. Los pacientes deben estar atentos a los signos de infección y asegurarse de que se mantiene la esterilidad cuando se realizan los intercambios. Una formación inicial minuciosa es esencial para evitar complicaciones, en particular la infección peritoneal, que es la más frecuente.

6. Transición y combinación de tratamientos

Algunos pacientes empiezan con diálisis peritoneal antes de pasar a hemodiálisis, o viceversa, dependiendo de la progresión de su enfermedad, su estilo de vida o sus preferencias. Otros combinan los dos métodos para satisfacer mejor sus necesidades.

La diálisis peritoneal es una opción valiosa para muchos pacientes que sufren insuficiencia renal. Proporciona el tratamiento necesario al tiempo que preserva cierto grado de independencia y calidad de vida. Con una educación adecuada y un seguimiento regular, puede ser un método eficaz y apropiado para tratar la insuficiencia renal.

Trasplante renal: antes, durante y después.

El trasplante de riñón se considera el tratamiento de elección para muchos pacientes con enfermedad renal terminal. Ofrece la posibilidad de llevar una vida más normal que la diálisis. Sin embargo, el procedimiento requiere una seria preparación, una delicada cirugía y un riguroso seguimiento postoperatorio. Exploremos el viaje del trasplante de riñón.

1. Antes del trasplante: preparación
- **Evaluación y elegibilidad**: Antes de ser considerados para un trasplante, los pacientes se someten a una evaluación médica completa para determinar su capacidad para tolerar la operación y los fármacos inmunosupresores necesarios posteriormente.
- **Encontrar un donante compatible**: Puede tratarse de un donante vivo (normalmente un familiar o amigo) o de un donante fallecido. Se realizan análisis de sangre y tejidos para garantizar la compatibilidad.

- **Preparación psicológica**: El trasplante puede tener profundos efectos psicológicos. El apoyo psicológico es esencial para ayudar a los pacientes a gestionar el estrés, el miedo y las expectativas.

2. Durante el trasplante: el procedimiento
   - **La operación**: El riñón enfermo no suele extirparse a menos que existan ciertas complicaciones. El nuevo riñón se coloca en una posición diferente, normalmente en la parte inferior del abdomen. El cirujano conecta la arteria y la vena del nuevo riñón a los vasos sanguíneos del paciente.
   - **Puesta en marcha del nuevo riñón**: En muchos casos, el riñón trasplantado empieza a funcionar inmediatamente. Sin embargo, a veces pueden pasar unos días o semanas antes de que sea totalmente funcional.

3. Después del trasplante: la vida con un nuevo riñón
   - **Fármacos inmunosupresores**: Para evitar el rechazo del riñón trasplantado, los pacientes deben tomar fármacos inmunosupresores durante el resto de su vida. Estos fármacos reducen la actividad del sistema inmunitario, lo que hace al paciente más susceptible a las infecciones.
   - **Control médico regular**: Son necesarias consultas frecuentes con el nefrólogo para controlar la función renal, detectar los primeros signos de rechazo y ajustar la medicación.
   - **Estilo de vida**: Aunque la calidad de vida suele mejorar tras un trasplante, es esencial adoptar un estilo de vida saludable para proteger el nuevo riñón. Esto incluye una dieta equilibrada, ejercicio regular, evitar el alcohol y el tabaco y tomar regularmente la medicación prescrita.
   - **Posibles complicaciones**: Además del riesgo de rechazo, pueden surgir otras complicaciones, como

infecciones, cánceres, enfermedades cardiovasculares y efectos secundarios de la medicación.

El trasplante de riñón es un viaje con sus retos, esperanzas y recompensas. Aunque ofrece una nueva oportunidad de llevar una vida casi normal, requiere una responsabilidad y vigilancia constantes para preservar y proteger el precioso don de un nuevo riñón. Con el apoyo y los cuidados adecuados, muchos pacientes de trasplante de riñón llevan una vida larga y plena.

Gestión de catéteres y el acceso vascular.

La gestión de catéteres y accesos vasculares es esencial en nefrología, especialmente para quienes requieren diálisis periódica. Estos dispositivos proporcionan acceso directo a los vasos sanguíneos para procedimientos médicos como la hemodiálisis. Una gestión adecuada es crucial para prevenir complicaciones y garantizar que los tratamientos funcionen correctamente.

1. Tipos de acceso vascular para hemodiálisis
   - **Fístula arteriovenosa (FAV): Se trata de una** conexión creada quirúrgicamente entre una arteria y una vena, normalmente en el brazo. Con el tiempo, la vena se dilata y se fortalece, permitiendo un acceso repetido para la diálisis.
   - **Injerto arteriovenoso:** Cuando no es posible una FAV, puede realizarse un injerto arteriovenoso. Se trata de implantar un tubo sintético para conectar una arteria a una vena.
   - **Catéter venoso central (CVC):** Se inserta en una vena grande, a menudo la yugular interna. Suele utilizarse como solución temporal o de emergencia.

2. Inserción y mantenimiento
- **Colocación** : La colocación del catéter requiere un procedimiento estéril. Puede utilizarse una radiografía para confirmar la colocación.
- **Limpieza y desinfección: La** limpieza regular del lugar de inserción es esencial para prevenir infecciones. La zona debe examinarse diariamente para detectar signos de inflamación o infección.
- **Evitar los bloqueos** : Los catéteres pueden bloquearse u obstruirse. Para evitarlo, se lavan regularmente con suero fisiológico o heparina.

3. Complicaciones y su prevención
- **Infecciones** : Los catéteres pueden ser un punto de entrada para las bacterias. La esterilidad durante la inserción y el mantenimiento es esencial.
- **Trombosis**: Pueden formarse coágulos de sangre alrededor o dentro del catéter, comprometiendo su función.
- **Estenosis**: Los vasos sanguíneos pueden estrecharse cerca del acceso vascular, lo que puede reducir el flujo sanguíneo necesario para la diálisis.
- **Hemorragias**: Puede producirse una hemorragia si el catéter está dañado o si el lugar de inserción no se cuida adecuadamente.

4. Educación del paciente
Es vital educar a los pacientes sobre :
- Manipulación correcta de los catéteres para evitar infecciones.
- Signos de infección o complicaciones, para que pueda intervenir rápidamente.
- Precauciones a tomar durante las actividades diarias para evitar dañar el catéter.

5. Retirada

La retirada de un catéter debe llevarla a cabo un profesional sanitario competente, teniendo cuidado de prevenir infecciones y asegurándose de que la zona cicatriza adecuadamente.

En resumen, una gestión adecuada de los catéteres y los accesos vasculares es esencial para garantizar un tratamiento eficaz y prevenir complicaciones en nefrología. La educación de los pacientes, la adopción de buenas prácticas clínicas y la supervisión periódica contribuyen a maximizar la seguridad y la eficacia del tratamiento.

Capítulo 4

COMPLICACIONES Y GESTIÓN DE EMERGENCIAS

Complicaciones asociadas a la diálisis.

La diálisis es una técnica que salva la vida de muchos pacientes que sufren insuficiencia renal. Sin embargo, como cualquier procedimiento médico, conlleva riesgos y posibles complicaciones. Conocer cuáles son estas complicaciones y cómo prevenirlas o tratarlas es esencial para optimizar la atención al paciente.

1. Complicaciones inmediatas
   - **Hipotensión**: Una caída rápida de la tensión arterial durante la diálisis puede provocar mareos, náuseas o desmayos. Puede estar causada por la eliminación demasiado rápida de líquidos durante la sesión.
   - **Calambres musculares**: Pueden producirse durante o después de la diálisis, a menudo debido a la pérdida de líquidos o electrolitos.
   - **Reacciones a la membrana de diálisis**: Pueden producirse reacciones alérgicas que causen enrojecimiento, picor u otros síntomas.

2. Complicaciones infecciosas
   - **Peritonitis**: en el caso de la diálisis peritoneal, se trata de una infección de la cavidad abdominal, a menudo causada por una contaminación bacteriana.
   - **Infecciones de los accesos**: Las fístulas, los injertos y los catéteres pueden infectarse, lo que requiere una atención inmediata para evitar complicaciones más graves.

3. Complicaciones a largo plazo
   - **Anemia**: La diálisis y la propia enfermedad renal pueden provocar anemia, ya que los riñones enfermos no producen suficiente eritropoyetina, una hormona que estimula la producción de glóbulos rojos.

- **Enfermedades óseas**: La insuficiencia renal y la diálisis pueden alterar el equilibrio de minerales en el organismo, provocando afecciones como la osteodistrofia renal.
- **Hipertrofia ventricular izquierda**: El corazón puede engrosarse debido al esfuerzo adicional necesario para bombear sangre a través de arterias estrechas o rígidas, una complicación frecuente de la insuficiencia renal.
- **Neuropatía**: La acumulación de productos de desecho en la sangre puede dañar los nervios, provocando hormigueo o dolor en las extremidades.

4. Otras complicaciones
- **Problemas con el equilibrio ácido-base y electrolítico**: La diálisis puede provocar a veces desequilibrios en los niveles de electrolitos, como el potasio, que pueden ser peligrosos.
- **Síndrome de agotamiento por diálisis**: Fatiga intensa que puede seguir a las sesiones de diálisis.
- **Amiloidosis relacionada con la diálisis**: Las proteínas beta2-microglobulina pueden acumularse en la sangre de los pacientes en diálisis y depositarse en articulaciones y tendones, provocando dolor y rigidez.

Para minimizar estas complicaciones, es esencial un seguimiento médico riguroso. Los análisis de sangre periódicos, los ajustes en el tratamiento de diálisis y un seguimiento cuidadoso de los síntomas contribuyen a optimizar la atención al paciente y a mejorar su calidad de vida.

Hiper e hipotensión.

Hiper e hipotensión son términos utilizados para describir estados anormales de la presión arterial. Ambos estados pueden tener consecuencias clínicas importantes y se dan con frecuencia en diversos contextos médicos, incluida la nefrología.

Hipotensión
La hipotensión se refiere a una presión arterial anormalmente baja.
- Causas:
    - Pérdida de sangre, como en traumatismos o hemorragias internas.
    - Deshidratación grave debida a vómitos, diarrea o ingesta insuficiente de líquidos.
    - Reacciones a fármacos, en particular con antihipertensivos.
    - Problemas cardíacos como insuficiencia cardíaca o arritmias.
    - Infecciones graves o septicemia.
    - Disfunción del sistema nervioso autónomo.
- Síntomas :
    - Mareo o vértigo
    - Desmayos
    - Fatiga
    - Náuseas
    - Visión borrosa
    - Confusión o desorientación
- Tratamiento :
    - Identifique y trate la causa subyacente.
    - Administre líquidos intravenosos para tratar la deshidratación.
    - Ajuste o cambie la medicación si es necesario.
    - Utilice medicación para aumentar la tensión arterial en determinadas situaciones.

Hipertensión

La hipertensión, comúnmente conocida como tensión arterial alta, es una afección en la que la fuerza de la sangre contra las paredes de las arterias es demasiado elevada.

- Causas:
    - Factores genéticos o hereditarios.
    - Estilo de vida sedentario.
    - Una dieta rica en sal.
    - Obesidad.
    - Consumo excesivo de alcohol o tabaco.
    - Ciertas afecciones médicas, como el síndrome de ovario poliquístico, la diabetes o las enfermedades renales.
- Síntomas :
    - A menudo, no hay síntomas visibles, de ahí su apodo de "asesino silencioso".
    - Dolores de cabeza
    - Mareos
    - Zumbidos en los oídos
    - Desenfoque visual
    - Falta de aliento
- Tratamiento :
    - Medicamentos antihipertensivos.
    - Cambios en el estilo de vida, como una dieta sana, ejercicio regular y limitar el consumo de alcohol.
    - Reduzca su consumo de sal.
    - Controle regularmente la tensión arterial.

La hiperpresión y la hipotensión son dos estados opuestos de la presión arterial que pueden tener graves implicaciones clínicas si no se tratan adecuadamente. El reconocimiento precoz, el seguimiento regular y la adaptación del tratamiento son esenciales para prevenir las complicaciones asociadas a estos estados.

Trastornos electrolíticos.

Los trastornos electrolíticos hacen referencia a un desequilibrio en los niveles de electrolitos del organismo. Los electrolitos son minerales esenciales que se encuentran en la sangre y otros fluidos corporales, conducen la electricidad y son esenciales para el funcionamiento normal de muchas funciones corporales. En el contexto de la nefrología, estos desequilibrios son especialmente relevantes, ya que los riñones desempeñan un papel central en la regulación de los niveles de electrolitos.

1. Hiperpotasemia (niveles elevados de potasio)
  * Causas:
      * Insuficiencia renal
      * Medicamentos (por ejemplo, inhibidores de la enzima convertidora de angiotensina o antiinflamatorios no esteroideos)
      * Destrucción de tejidos (quemaduras, traumatismos)
      * Acidosis metabólica
  * Síntomas :
      * Debilidad muscular o parálisis
      * Arritmias cardiacas
      * Fatiga
      * Falta de aliento
      * Palpitaciones
  * Tratamiento :
      * Medicamentos para estabilizar la membrana celular (como el gluconato cálcico)
      * Medicamentos para eliminar el potasio del organismo (como las resinas de intercambio catiónico)
      * Diálisis

2. Hiponatremia (niveles bajos de sodio)
- Causas:
  - Insuficiencia cardíaca
  - Cirrosis
  - Insuficiencia renal
  - Síndrome de secreción antidiurética inapropiada (SIADH)
- Síntomas :
  - Náuseas y vómitos
  - Dolores de cabeza
  - Fatiga
  - Convulsiones
  - Coma
- Tratamiento :
  - Restricción de agua
  - Administración de solución salina
  - Medicamentos (como el tolvaptán)

3. Hipercalcemia (niveles elevados de calcio)
- Causas:
  - Hiperparatiroidismo
  - Cánceres
  - Exceso de vitamina D
- Síntomas :
  - Sed excesiva y micción frecuente
  - Náuseas y vómitos
  - Estreñimiento
  - Debilidad muscular
  - Confusión o demencia
- Tratamiento :
  - Hidratación intravenosa
  - Diuréticos
  - Medicamentos (como los bifosfonatos)

4. Hipocalcemia (niveles bajos de calcio)
- Causas:
  - Hipoparatiroidismo
  - Insuficiencia renal crónica

- Baja ingesta de vitamina D
- Pancreatitis
- Síntomas :
  - Tetania (contracciones musculares involuntarias)
  - Entumecimiento y hormigueo alrededor de la boca o en las extremidades
  - Espasmos musculares
  - Convulsiones
- Tratamiento :
  - Suplementos de calcio y vitamina D
  - Tratar la causa subyacente

Los desequilibrios electrolíticos pueden tener efectos graves en muchos sistemas corporales, en particular el corazón, los músculos y el sistema nervioso. Su tratamiento requiere una evaluación y un seguimiento cuidadosos, así como intervenciones específicas para restablecer el equilibrio. Los riñones desempeñan un papel crucial en esta regulación, de ahí la importancia de una nefrología sólida en el tratamiento y la prevención de estos desequilibrios.

Gestión de infecciones.

La gestión de las infecciones es un aspecto crucial de la nefrología, sobre todo porque los pacientes con enfermedades renales suelen estar inmunodeprimidos, ya sea por su enfermedad subyacente o por los tratamientos que reciben, especialmente la diálisis. Además, los dispositivos utilizados en nefrología, como los catéteres, pueden introducir puntos de entrada para las infecciones. Abordar la gestión de las infecciones en nefrología requiere un enfoque integral que abarque la prevención, el diagnóstico, el tratamiento y el seguimiento.

1. Prevención de infecciones
   - **Higiene de las manos**: Es la forma más sencilla y eficaz de prevenir las infecciones.
   - **Cuidado estéril del catéter**: Asegúrese de que todos los catéteres se insertan, mantienen y retiran en condiciones estériles.
   - **Vacunación**: Debe recomendarse la vacunación contra la gripe, la neumonía y otras infecciones relevantes.
   - **Educación del paciente**: Los pacientes deben recibir formación para reconocer los signos de infección y llevar a cabo los cuidados domiciliarios adecuados, sobre todo si están en diálisis peritoneal.

2. Identificación y diagnóstico
   - **Síntomas a los que debe estar atento**: Fiebre, escalofríos, enrojecimiento o sensibilidad alrededor de la zona del catéter, orina turbia o con mal olor, o cualquier otro signo de infección.
   - **Pruebas diagnósticas**: Cultivos de sangre, orina o cualquier líquido peritoneal para identificar el patógeno. También pueden ser útiles las pruebas de imagen.

3. Tratamiento
   - **Antibióticos**: La elección del antibiótico dependerá del patógeno identificado y de su sensibilidad. En algunos casos, puede iniciarse un tratamiento empírico mientras se esperan los resultados del cultivo.
   - **Cuidado del catéter**: En caso de infecciones relacionadas con el catéter, éste puede requerir su retirada, sustitución o un tratamiento específico.
   - **Tratamiento de las complicaciones**: En ocasiones, las infecciones pueden provocar complicaciones como la sepsis, que requieren un tratamiento intensivo.

4. Supervisión

- **Control regular**: Los pacientes deben ser controlados regularmente para asegurarse de que la infección se ha resuelto y para detectar cualquier recidiva.
- **Vigilancia de la resistencia**: En el contexto hospitalario, la vigilancia de las cepas resistentes a los antibióticos es esencial para orientar las terapias futuras.

La gestión de las infecciones en nefrología es un reto constante que requiere vigilancia, formación y colaboración entre los profesionales sanitarios. Es una cuestión tanto de prevención como de tratamiento rápido y eficaz cuando se producen infecciones. Un enfoque proactivo puede contribuir en gran medida a mejorar los resultados de los pacientes de nefrología y a reducir la carga de las infecciones nosocomiales.

Capítulo 5

LA RELACIÓN CON EL PACIENTE

Comunicación eficaz
con el paciente y su familia.

La comunicación es un pilar esencial de la asistencia sanitaria. En nefrología, donde los pacientes pueden enfrentarse a diagnósticos complejos, tratamientos a largo plazo y decisiones médicas importantes, una comunicación clara, compasiva y eficaz es vital. Esto incluye no sólo al paciente, sino también a su familia y seres queridos, que a menudo desempeñan un papel crucial en la prestación de apoyo y cuidados.

1. La escucha activa
   * **Acoger los sentimientos**: Reconocer y validar las emociones del paciente y su familia. Asegurarles que sus preocupaciones son escuchadas y tenidas en cuenta.
   * **Haga preguntas abiertas**: Esto le dará una visión completa de la situación, las preocupaciones y las necesidades del paciente.
   * **Evite las interrupciones**: Permita que el paciente y su familia expresen plenamente sus pensamientos sin ser interrumpidos.

2. Información clara y accesible
   * **Lenguaje sencillo**: Evite la jerga médica y explique los términos complejos de forma comprensible.
   * **Proporcionar recursos escritos**: Los folletos, vídeos o páginas web pueden ser útiles para los pacientes y familiares que deseen obtener más información.
   * **Repetir la información**: Esto garantiza que el paciente y su familia han comprendido y recordado los detalles importantes.

3. Comunicación empática
   * **Validación**: Reconocer el valor de los sentimientos y experiencias de los pacientes y sus familias.

- **Empatía**: Ponerse en el lugar del paciente para comprender sus miedos, esperanzas y necesidades.
- **Tranquilizar**: Proporcionar apoyo emocional, especialmente cuando se anuncian diagnósticos difíciles o se discuten decisiones médicas importantes.

4. Colaboración y toma de decisiones compartida
- **Implicar al paciente**: Considerar al paciente como un socio en la toma de decisiones médicas.
- **Explorar las opciones**: Discutir las ventajas, los inconvenientes y las posibles alternativas para cada decisión terapéutica.
- **Respetar los valores y las preferencias**: Tener en cuenta las creencias culturales, religiosas o personales en el proceso de toma de decisiones.

5. Gestión de situaciones difíciles
- **Reducir la tensión**: Si un paciente o un familiar está enfadado o frustrado, adopte un enfoque tranquilo y no defensivo.
- **Pida apoyo**: recurra a colegas, trabajadores sociales o psicólogos si es necesario.
- **Establecer límites claros**: En situaciones en las que el paciente o la familia se muestren difíciles o poco cooperativos, es importante establecer límites sin dejar de ser respetuoso.

6. Confidencialidad
- **Proteger la información**: Garantizar la confidencialidad de la información médica de los pacientes y compartirla sólo con su consentimiento.
- **Discusión en un entorno privado**: Evite discutir detalles médicos delicados en lugares públicos o abiertos.

Una comunicación eficaz es mucho más que un simple intercambio de información. Es un arte que requiere sensibilidad, paciencia, claridad y empatía. En nefrología, donde los pacientes se enfrentan a menudo a grandes retos, una comunicación sólida puede marcar la diferencia entre la confusión y la claridad, el aislamiento y el apoyo, el miedo y la confianza.

La importancia de la educación del paciente.

La educación del paciente en nefrología es un aspecto fundamental que influye directamente en los resultados clínicos, la calidad de vida y la adherencia al tratamiento. Los pacientes con enfermedad renal se enfrentan a multitud de retos médicos y a menudo tienen que tomar decisiones complejas sobre su salud. Una educación adecuada no sólo les permite comprender mejor su enfermedad, sino también convertirse en protagonistas activos e informados de su propia gestión.

1. Autonomía y empoderamiento
- **Autogestión**: Los pacientes formados tienen una mayor capacidad para gestionar su enfermedad, ya sea en términos de dieta, gestión de la medicación o cuidados rutinarios.
- **Toma de decisiones informada**: Cuando los pacientes comprenden los entresijos de su enfermedad, son más capaces de tomar decisiones informadas sobre su tratamiento, ya sea diálisis, trasplante u otras intervenciones.

2. Mejor adherencia al tratamiento
- **Comprender los medicamentos**: Saber por qué y cómo tomar su medicación es esencial para evitar

complicaciones y maximizar la eficacia de su tratamiento.

- **Reconocimiento de los síntomas**: Al conocer los signos y síntomas habituales de complicaciones o deterioro de su estado, los pacientes pueden intervenir más rápidamente o buscar ayuda si la necesitan.

3. Reducir las complicaciones y los ingresos hospitalarios

- **Evitar errores**: Una mejor comprensión de los tratamientos y dietas prescritos puede ayudar a prevenir errores, como una sobredosis de medicación o la elección de alimentos equivocados.
- **Detección precoz**: Los pacientes educados pueden reconocer rápidamente los signos de advertencia de complicaciones graves, lo que puede conducir a una intervención más rápida y potencialmente salvar vidas.

4. Mejora de la calidad de vida

- **Menos ansiedad**: Comprender su enfermedad y su tratamiento puede reducir el miedo y la incertidumbre, factores a menudo asociados a la ansiedad.
- **Apoyo social**: Los pacientes que están bien informados son más capaces de comunicar sus necesidades y preocupaciones a sus allegados, reforzando así las redes de apoyo.

5. Promoción de la salud y prevención

- **Adoptar un estilo de vida saludable**: Con la información adecuada, los pacientes pueden tomar decisiones informadas sobre su dieta, actividad física y otros hábitos de vida que influyen directamente en su salud renal.
- **Vacunación y prevención de infecciones**: La educación puede hacer hincapié en la importancia de la vacunación periódica y las medidas de control de

infecciones, que son esenciales para los pacientes de nefrología.

La educación del paciente en nefrología es la piedra angular de una atención holística y centrada en el paciente. Es un proceso dinámico que requiere ajustes periódicos a medida que evoluciona el estado del paciente o se dispone de nueva información. Al invertir en la educación del paciente, los profesionales sanitarios pueden esperar no sólo mejorar los resultados clínicos, sino también enriquecer la calidad de vida de sus pacientes, dotándoles de las herramientas que necesitan para navegar con confianza por el complejo panorama de la nefrología.

Controlar la ansiedad y el estrés del paciente.

Controlar la ansiedad y el estrés es un aspecto crítico de la atención a los pacientes de nefrología. Enfrentados a diagnósticos a menudo difíciles, tratamientos invasivos e incertidumbre sobre el futuro, estos pacientes pueden experimentar altos niveles de angustia psicológica. La gestión adecuada de esta angustia no sólo es esencial para el bienestar psicológico del paciente, sino que también tiene un impacto positivo en los resultados clínicos y la adherencia al tratamiento.

1. Reconocimiento y evaluación
   - **Detección regular**: La identificación precoz de los signos de ansiedad y estrés permite una intervención más rápida. Pueden utilizarse herramientas de evaluación validadas para evaluar regularmente el estado psicológico del paciente.
   - **Debate abierto**: Es esencial fomentar un entorno en el que los pacientes se sientan cómodos compartiendo sus preocupaciones y sentimientos.

2. Técnicas de intervención
- **Terapia cognitivo-conductual (TCC)**: Este enfoque se centra en identificar y reestructurar los pensamientos negativos y los patrones de comportamiento. Ha demostrado ser eficaz para controlar la ansiedad y el estrés.
- **Relajación y meditación**: La práctica regular de técnicas de relajación profunda, como la respiración profunda, la meditación y la visualización, puede ayudar a reducir los niveles de estrés.

3. Apoyo farmacológico
- **Medicación ansiolítica:** Para algunos pacientes, la medicación puede ser necesaria para controlar su ansiedad, especialmente cuando es grave o persistente. Sin embargo, es crucial vigilar las interacciones entre fármacos, especialmente en pacientes renales.
- **Consulta psiquiátrica**: En casos graves o complejos, puede ser necesaria una consulta especializada.

4. Apoyo emocional y social
- **Grupos de apoyo**: Compartir experiencias con otros pacientes en situaciones similares puede ofrecer una perspectiva tranquilizadora.
- **Asesoramiento familiar**: La enfermedad renal afecta a toda la familia. El apoyo y el asesoramiento familiar pueden ayudar a gestionar el estrés colectivo.

5. Educación e información
- **Reducir la incertidumbre**: Una de las principales fuentes de ansiedad es la incertidumbre. Proporcionar información clara y comprensible sobre la enfermedad, el tratamiento y las expectativas puede ayudar a reducir esta sensación.
- **Talleres y seminarios**: Organizar sesiones educativas sobre la gestión del estrés y la ansiedad puede dar a

los pacientes las herramientas que necesitan para hacer frente a su enfermedad.

6. Actividades físicas y ocio
  - **Ejercicio regular**: La actividad física ha demostrado tener efectos beneficiosos en la reducción del estrés y la ansiedad.
  - **Ocio terapéutico**: Animar a los pacientes a participar en actividades que les gusten, como la música, el arte o la lectura, puede proporcionarles una evasión y una distracción bienvenidas.

Controlar la ansiedad y el estrés en los pacientes nefrológicos es un componente crucial de su atención general. Reconocer y tratar estas emociones no es sólo una cuestión de comodidad o bienestar emocional; puede tener un impacto directo en la adherencia al tratamiento, la calidad de vida y los resultados clínicos. Al integrar una gestión psicológica sólida en el plan de cuidados de cada paciente, nos aseguramos de que no sólo se satisfagan sus necesidades fisiológicas, sino también sus necesidades emocionales y psicológicas.

Capítulo 6

EL
BIENESTAR
DE LA
ENFERMERA

Desafíos emocionales y psicológicos.

El viaje de un paciente de nefrología está plagado de retos emocionales y psicológicos. Desde el diagnóstico hasta la gestión diaria de la enfermedad, la dimensión psicológica es un pilar central de la experiencia del paciente. Comprenderlos y anticiparse a ellos permite a los profesionales sanitarios ofrecer una atención holística, en la que el bienestar mental es tan prioritario como la salud física.

1. Anunciar el diagnóstico
   - **Conmoción y negación**: El anuncio de una enfermedad renal crónica se vive a menudo como una conmoción, lo que puede llevar a una negación inicial e incluso a la incomprensión.
   - **Miedo al futuro**: El diagnóstico va acompañado de incertidumbre sobre el futuro, la evolución de la enfermedad y la calidad de vida futura.

2. Modificación de la imagen corporal
   - **Cambios físicos**: La diálisis, los catéteres y otros procedimientos pueden alterar el aspecto físico, influyendo en la autopercepción.
   - **Autoestima**: Las restricciones alimentarias, la fatiga u otros síntomas pueden provocar sentimientos de inferioridad o diferencia.

3. Presión diaria de tratamiento
   - **Las limitaciones de la diálisis:** Las sesiones regulares de diálisis pueden sentirse como una limitación que coarta la libertad y la espontaneidad.
   - **Gestión de la medicación**: Tomar y ajustar la medicación de forma regular puede causar estrés y ansiedad.

4. Miedo a las complicaciones
- **Anticiparse a las crisis**: El temor a complicaciones repentinas o a un deterioro de la salud puede ser omnipresente.
- **Miedo a la dependencia**: El miedo a volverse dependiente de los seres queridos o del sistema médico es un sentimiento común.

5. Impacto social
- **Aislamiento**: Las limitaciones del tratamiento pueden reducir la interacción social, provocando sentimientos de aislamiento o soledad.
- **Rol familiar**: El cambio de rol dentro de la familia, a veces de proveedor a dependiente, puede ser difícil de aceptar.

6. Preocupaciones financieras
- **Costes del tratamiento**: Incluso con una buena cobertura médica, los costes asociados al tratamiento de la enfermedad pueden ser una fuente de estrés.
- **Perturbación profesional**: La enfermedad puede provocar la ausencia del trabajo o cambios de profesión, con implicaciones financieras.

7. Cuestiones relacionadas con el trasplante
- **La espera** : La espera de una donación de órganos es un momento de ansiedad, esperanza e incertidumbre.
- **Adaptación postrasplante**: Incluso después de un trasplante con éxito, hay una fase de adaptación con nuevas rutinas médicas.

8. Anticipar el final de la vida
- **Cuestiones existenciales**: La confrontación con la mortalidad puede dar lugar a profundas reflexiones

sobre el sentido de la vida, la espiritualidad y la religión.

- **Planificación**: La necesidad de pensar en la planificación anticipada de los cuidados o en las voluntades anticipadas puede ser una fuente de ansiedad.

La trayectoria de un paciente de nefrología no sólo está marcada por retos físicos; también está profundamente teñida de emociones, preguntas y desafíos psicológicos. Estos aspectos merecen tanta atención como los tratamientos médicos. Reconocer, comprender y apoyar estos retos emocionales es la clave de una atención verdaderamente centrada en el paciente, en la que la humanidad y la medicina avanzan de la mano.

La importancia del autocuidado.

El autocuidado, un concepto que engloba las actividades individuales implicadas en el cuidado de la propia salud física, mental y emocional, es de suma importancia, sobre todo en el contexto de la nefrología. Tanto para las enfermeras como para los pacientes, el autocuidado es mucho más que un conjunto de prácticas: es una filosofía que ayuda a preservar la integridad, reforzar la resistencia ante los retos y mejorar la calidad de vida en general.

1. Autocuidados para la enfermera
   - **Prevenir el agotamiento**: El ritmo a menudo frenético de la nefrología, con sus urgencias y cuestiones críticas, puede conducir rápidamente al agotamiento. Los momentos regulares de autocuidado pueden ayudar a prevenirlo.
   - **Mantener la competencia emocional**: Gestionar las emociones, tanto las propias como las de los

pacientes, es fundamental. Las prácticas de autocuidado como la meditación y la reflexión ayudan a desarrollar una mejor regulación emocional.

- **Perspectiva y equilibrio**: Al tomarse tiempo para sí mismas, las enfermeras pueden relativizar los retos de la vida cotidiana, renovar su motivación y mantener un equilibrio entre su vida profesional y personal.

2. Autocuidado del paciente

- **Empoderamiento**: El autocuidado permite a los pacientes recuperar el control sobre sus vidas y no sentirse únicamente dependientes del sistema médico. Se convierten en protagonistas activos de su propia salud.
- **Gestión de los síntomas**: Ciertas prácticas de autocuidado, como una dieta adecuada o la relajación, pueden ayudar a reducir los síntomas e incluso mejorar la gestión del dolor.
- **Mejora de la calidad de vida**: Al participar regularmente en actividades que les gustan, los pacientes pueden enriquecer su vida cotidiana, reducir el estrés y aumentar su bienestar general.

3. Cómo integrar el autocuidado

- **Educación y concienciación**: Es vital proporcionar información sobre la importancia y los beneficios del autocuidado. Se pueden ofrecer talleres, seminarios o material informativo.
- **Crear un plan de autocuidados**: Cada persona, ya sea cuidador o paciente, debe desarrollar un plan de autocuidados adaptado a sus necesidades y ritmo de vida.
- **Inclusión en el plan de cuidados**: Para los pacientes, el autocuidado puede integrarse en el plan general de cuidados, garantizando que se tenga en

cuenta del mismo modo que otras intervenciones médicas.

4. Las diferentes facetas del autocuidado
   - **Físico**: Esto incluye la actividad física, una dieta equilibrada, dormir lo suficiente y tomar regularmente la medicación.
   - **Emocional**: implica reconocer, expresar y gestionar las emociones. Puede hacerse mediante un diario, terapia, relajación o meditación.
   - **Mental**: Las actividades que estimulan la mente, como leer, jugar o aprender cosas nuevas, contribuyen al autocuidado mental.
   - **Espiritual**: Para algunas personas, la espiritualidad, sea religiosa o no, es una fuente de paz y significado. Puede incluir la oración, la meditación o la conexión con la naturaleza.

En el vasto panorama de la nefrología, donde abundan los retos clínicos y emocionales, el autocuidado se perfila como un faro que guía tanto a los cuidadores como a los pacientes hacia un equilibrio y un bienestar renovados. Más allá de una serie de acciones, lo que hay que adoptar y promover es una cultura de amabilidad hacia uno mismo. Para capear las tormentas de la enfermedad renal y las responsabilidades clínicas, esta práctica del autocuidado no es un lujo, sino una necesidad imperiosa.

Encontrar el equilibrio entre la vida profesional y la personal.

Lograr un equilibrio entre la vida profesional y la personal es una danza delicada que muchos profesionales, incluidas las enfermeras de nefrología, tratan de dominar. Mientras las manecillas del reloj siguen avanzando, estos profesionales sanitarios intentan hacer malabarismos para compaginar los cuidados vitales que prestan a sus pacientes con sus propias necesidades humanas de intimidad, descanso y ocio.

Imagine el corazón palpitante del hospital, donde cada tictac del reloj es una vida, una historia, una responsabilidad. Las enfermeras de nefrología se ven inmersas en esta vorágine cada día, llevando consuelo y cuidados a los pacientes con enfermedades renales. Estos momentos suelen estar teñidos de emociones fuertes, que van desde la alegría de un trasplante de riñón exitoso hasta la melancolía de una diálisis difícil. En este torbellino, ¿cómo encontrar tiempo para respirar, vivir, amar y ser uno mismo?

En primer lugar, es imperativo reconocer el valor del equilibrio. Una enfermera agotada, tanto emocional como físicamente, difícilmente puede proporcionar unos cuidados óptimos. Como el oxígeno en un avión en apuros, primero hay que salvarse uno mismo antes de poder salvar a los demás.

Así que las enfermeras, como tantos otros, necesitamos reservar momentos sagrados, esas burbujas de tiempo en las que desconectamos de lo profesional y nos anclamos en lo personal. Puede ser una tarde dedicada a la lectura de un libro, un fin de semana en el campo o simplemente unas horas robadas para dar un paseo.

Pero el equilibrio no consiste sólo en los grandes gestos. También reside en las pequeñas rutinas de la vida cotidiana. Tal vez sea tomarse un tiempo para disfrutar de un café antes de empezar un turno, o encontrar unos minutos para meditar entre paciente y paciente. Estos momentos, por breves que sean, pueden proporcionar un soplo de aire fresco muy necesario.

La comunicación también es clave. Colegas, amigos y familiares pueden ofrecer un apoyo inestimable. Pueden recordar a las enfermeras la importancia de cuidarse, ofrecer un hombro en el que apoyarse o simplemente escuchar.

Encontrar ese equilibrio es un viaje, no un destino. Cada día ofrece su parte de desafíos y recompensas. Pero en esta búsqueda, es esencial recordar que para ser el mejor en su profesión, también debe serlo para sí mismo. Así pues, bailando entre las responsabilidades profesionales y las alegrías personales, las enfermeras de nefrología no sólo pueden alegrar la vida de sus pacientes, sino también la suya propia.

Capítulo 7

TESTIMONIOS Y ESTUDIOS DE CASOS

Días típicos: testimonios de enfermeras experimentadas.

A menudo se dice que la mejor manera de entender el día a día de alguien es ponerse en su lugar, aunque sólo sea por un día. La nefrología, con sus complejidades y matices, no es una excepción. ¿Qué mejor manera de pintar este cuadro que escuchar las historias de quienes están en primera línea? He aquí algunos testimonios de enfermeras experimentadas que describen sus días típicos en nefrología.

1. Clara, 7 años de experiencia en hemodiálisis

"Empiezo mi jornada a las 6.30 de la mañana. Tras una rápida revisión de los expedientes, me aseguro de que todas las máquinas estén listas. Cuando llegan los pacientes, cada minuto cuenta. Algunos están asustados, otros cansados. Mi trabajo consiste en aliviar sus preocupaciones al tiempo que garantizo su seguridad durante la diálisis. Siempre hay complicaciones a las que hacer frente, ya sea una bajada de tensión o la alarma de una máquina. Pero, a pesar de la presión, nada supera la satisfacción de ver a un paciente salir del centro con una sonrisa en la cara".

2. Jérôme, 10 años de experiencia en una unidad de cuidados intensivos de nefrología

"Mi servicio es imprevisible. Puedo empezar el día tranquilamente y luego todo cambia en un instante con una urgencia. Los casos son a menudo complejos. Hay momentos de intensa concentración, como cuando estoy colocando un catéter, pero también momentos de profunda humanidad, cuando sostengo la mano de un paciente ansioso. El trabajo en equipo es crucial aquí. Somos los ojos y los oídos de los demás".

3. Isabelle, 12 años de experiencia en educación terapéutica

"Mi jornada es una mezcla de enseñar y escuchar. Informo a los pacientes sobre sus enfermedades, tratamientos y dietas. Pero la mayoría de las veces, escucho. El diagnóstico es un shock para mucha gente. ¿Mis momentos favoritos? Cuando un paciente vuelve meses después, mejor informado, más seguro de sí mismo, dándome las gracias por haberle ayudado a atravesar esta tormenta."

4. Léa, 9 años de experiencia en trasplante renal

"Cada trasplante es una carrera contrarreloj. El día suele empezar pronto, con el anuncio de un donante compatible. Cada etapa es crucial, desde la preparación del paciente hasta el seguimiento postoperatorio. El cansancio es real, pero cuando un paciente me dice que vuelve a sentirse vivo gracias a su nuevo riñón, todo merece la pena."

Estas historias, aunque variadas, comparten un hilo conductor: la pasión por su profesión, la importancia del contacto humano y el deseo de marcar la diferencia. Para estas enfermeras, cada día es a la vez un reto y una oportunidad. Son los héroes anónimos de la nefrología, aportando habilidad, compasión y dedicación en cada momento.

Lecciones de casos complejos.

La nefrología es un campo que ofrece multitud de situaciones clínicas, desde las sencillas y rutinarias hasta las extraordinarias y complejas. Estas últimas, con sus desafíos únicos, a menudo proporcionan lecciones inestimables, no sólo en habilidades clínicas, sino también en comunicación, empatía y ética. He aquí algunas lecciones de casos complejos que han marcado la carrera de varios profesionales de la nefrología.

1. La comunicación trasciende las palabras

Caso: Una paciente sordomuda acudía regularmente a las sesiones de diálisis. Al principio la comunicación era difícil, lo que provocaba estrés y malentendidos.

Lección: Los equipos tuvieron que desarrollar nuevas habilidades de comunicación no verbal, utilizar la tecnología y ser creativos. La situación recordó a todos la importancia de la comunicación adaptativa y la esencia misma de la empatía.

2. Cada paciente es único, al igual que su tratamiento

Caso: Una paciente tuvo reacciones alérgicas graves a los fármacos utilizados habitualmente en la diálisis, lo que hizo que el proceso fuera peligroso para ella.

Lección: Hubo que adaptar los protocolos estándar para satisfacer las necesidades de esta paciente. Esto puso de manifiesto la necesidad de un enfoque individualizado de los cuidados y la flexibilidad necesaria para hacer frente a situaciones atípicas.

3. La ética en el centro de la toma de decisiones

Caso: Un paciente con una enfermedad renal terminal y estrictas creencias religiosas se negaba a un posible trasplante. El equipo médico se debatía entre respetar sus decisiones y ofrecerle la mejor calidad de vida posible.

Lección: El respeto a la autonomía del paciente es primordial, aunque vaya en contra de las creencias personales del cuidador. La toma de decisiones éticas requiere un debate abierto, la participación del paciente y, a veces, el apoyo de un comité de ética.

4. Resiliencia ante lo inesperado

Caso: Tras un importante corte de electricidad en una unidad de diálisis, muchos pacientes no pudieron recibir su tratamiento, lo que puso en peligro sus vidas.

Lección: La capacidad de adaptarse y reaccionar con rapidez es esencial. Los equipos tuvieron que organizar el transporte a otros centros, volver a priorizar los casos y comunicarse eficazmente con los pacientes y sus familias. Esto reforzó la importancia de la preparación para emergencias y la cohesión del equipo.

5. La tecnología es una herramienta, no una solución
Caso: Un paciente utilizaba un dispositivo de telemedicina para sus sesiones de diálisis en casa. Aunque técnicamente todo funcionaba, el paciente se sentía aislado y ansioso.
Lección: La tecnología puede mejorar la eficacia de la asistencia, pero no puede sustituir al toque humano. El seguimiento regular, la comprensión de las necesidades emocionales de los pacientes y la oferta de un apoyo holístico son esenciales.

Estos casos, entre muchos otros, ilustran la riqueza y la complejidad de la nefrología. Sirven para recordar que, aunque cada situación es única, las lecciones aprendidas tienen aplicación universal, enriquecen la práctica clínica y refuerzan el vínculo entre el cuidador y el cuidado.

Inspiración y motivación
para continuar por este camino.

Las enfermeras de nefrología, como muchos profesionales sanitarios, pueden sentirse a veces cansadas, fatigadas o incluso desesperanzadas ante los retos diarios. Sin embargo, siempre hay cosas que les impulsan a perseverar, mantener su compromiso y seguir prestando unos cuidados de calidad. He aquí algunas fuentes de inspiración y motivación que animan a estos dedicados profesionales a seguir adelante:

1. Éxitos terapéuticos

No hay nada más gratificante para una enfermera de nefrología que ver florecer a un paciente tras un trasplante exitoso o comprobar una mejora tangible de la calidad de vida gracias a una diálisis eficaz. Estos éxitos médicos son un recordatorio del impacto directo de su trabajo.

2. Relaciones paciente-cuidador

Con el tiempo, las enfermeras desarrollan fuertes vínculos con sus pacientes. Estas relaciones, basadas en la confianza y la compasión, se convierten a menudo en una fuente de inspiración. Ver a un paciente superar obstáculos, gracias en parte a la ayuda y el apoyo de la enfermera, refuerza el sentido del deber.

3. Aprendizaje constante

La medicina evoluciona constantemente, y la nefrología no es una excepción. Las nuevas investigaciones, técnicas y tecnologías ofrecen oportunidades de aprendizaje e innovación. Esta búsqueda constante de conocimientos renueva la pasión de muchos profesionales.

4. Impacto comunitario

Las enfermeras no sólo trabajan a nivel individual; su labor repercute en toda la comunidad. Al educar a los pacientes y promover la concienciación sobre la salud renal, desempeñan un papel esencial en la prevención y el tratamiento de las enfermedades renales a nivel comunitario.

5. Apoyo entre iguales

Trabajar como parte de un equipo multidisciplinar ofrece la oportunidad de apoyarse mutuamente y compartir experiencias y retos. Saber que no están solos, que sus colegas comparten las mismas dificultades y éxitos, es una fuente innegable de motivación.

6. Historias inspiradoras

Cada paciente tiene una historia, y a veces es esa historia la que más inspira. Ya se trate de alguien que ha superado enormes obstáculos para llevar una vida normal gracias a la diálisis, o de un donante de órganos que ha dado a alguien una segunda oportunidad, estas historias refuerzan el profundo significado de su vocación.

7. Compromiso personal

Muchas enfermeras recuerdan por qué eligieron esta profesión. Para algunos, fue una vocación personal nacida de la experiencia personal o familiar con la enfermedad renal. Para otros, es una pasión por los cuidados, la ciencia y la humanidad. Reconectar con esta fuente inicial de inspiración puede reavivar la llama.

El camino de la enfermera de nefrología no está exento de retos, pero son precisamente estos retos los que hacen que la profesión sea tan gratificante. Recordándose continuamente lo que les motiva, estas profesionales encuentran la fuerza y la inspiración para seguir adelante y continuar marcando la diferencia.

Capítulo 8

ÉTICA
Y
NEFROLOGÍA

Dilemas éticos comunes en nefrología.

La nefrología, como muchas otras especialidades médicas, se enfrenta a complejos dilemas éticos. Estos dilemas suelen surgir cuando entran en conflicto principios éticos fundamentales. He aquí algunos dilemas éticos comunes a los que se enfrentan los profesionales de la nefrología:

1. Autonomía frente a benevolencia
   - *Situación*: Un paciente rechaza un trasplante de riñón que podría prolongar su vida.
   - *Dilema*: ¿Respetar la elección del paciente (autonomía) o persuadirle para que acepte el tratamiento que más le conviene (beneficencia)?

2. Racionar los recursos
   - *La situación*: Los recursos para diálisis son limitados y hay que tomar una decisión sobre a quién se dará prioridad para el tratamiento.
   - *Dilema*: ¿Cómo podemos asignar equitativamente unos recursos limitados respetando el valor intrínseco de cada vida?

3. Vida frente a calidad de vida
   - *Situación*: Un paciente anciano que sufre varias comorbilidades tiene pocas posibilidades de sobrevivir a largo plazo, incluso con diálisis.
   - *Dilema*: ¿Debemos continuar con el tratamiento intensivo para prolongar la vida o centrarnos en la comodidad y la calidad de vida del paciente?

4. El consentimiento informado en el contexto de la cultura y la religión
   - *Situación*: Un paciente rechaza el tratamiento debido a sus creencias religiosas, aunque ello ponga en peligro su vida.

- *Dilema*: ¿Cómo podemos respetar las creencias culturales y religiosas de los pacientes al tiempo que garantizamos su salud y seguridad?

5. Trasplantes y criterios de selección
   - *Situación*: Dos pacientes necesitan un trasplante, pero sólo hay un órgano disponible.
   - *Dilema*: ¿Cómo decidimos quién debe recibir el órgano? ¿Debe basarse la decisión en la edad, la compatibilidad, el tiempo de espera u otros criterios?

6. Confidencialidad frente al deber de advertencia
   - *Situación*: Un paciente en diálisis admite que no sigue correctamente su tratamiento o que consume sustancias prohibidas, lo que podría ponerle en peligro.
   - *Dilema*: ¿Cómo equilibrar el respeto a la confidencialidad del paciente con el deber de prevenir el peligro?

7. Final de la vida y cese del tratamiento
   - *Situación*: Un paciente con insuficiencia renal terminal pide que le retiren la diálisis.
   - *Dilema*: ¿Cómo podemos satisfacer esta demanda garantizando al mismo tiempo que los pacientes estén plenamente informados y no estén sujetos a presiones externas?

Los dilemas éticos en nefrología ponen de relieve la importancia de una sólida formación ética y del apoyo profesional a los profesionales sanitarios. También muestran la necesidad de enfoques multidisciplinares, en los que médicos, enfermeras, trabajadores sociales, especialistas en ética y otros especialistas trabajen juntos para encontrar las mejores soluciones para los pacientes.

Consentimiento informado y los derechos de los pacientes.

El consentimiento informado no es sólo una formalidad administrativa. Es un pilar fundamental de la atención médica moderna, que refleja un profundo respeto por los derechos y la dignidad del paciente. La idea subyacente es que todo individuo tiene una autonomía inherente y, como tal, debe tener una voz determinante en las decisiones sobre su propia salud.

En el mundo de la nefrología, el camino hacia el tratamiento suele ser complejo. Ya sea la perspectiva de la diálisis, el trasplante de riñón u otras intervenciones, los pacientes se enfrentan a menudo a un sinfín de opciones. Cada opción tiene sus propios beneficios, riesgos e implicaciones a largo plazo. Aquí es donde entra en juego el consentimiento informado.

El proceso comienza con una comunicación abierta entre el profesional sanitario y el paciente. En lugar de limitarse a prescribir una solución, el médico o la enfermera presentan cada opción disponible, detallando los beneficios esperados, los riesgos potenciales y las posibles alternativas. Sin embargo, no se trata simplemente de proporcionar una avalancha de información médica. La información debe darse de forma comprensible, teniendo en cuenta el nivel de conocimientos y las preocupaciones del paciente.

Pero el consentimiento informado va mucho más allá de la simple comprensión. Los pacientes también deben tener la libertad de elegir. Esto significa que no deben sentirse presionados, ya sea por el personal médico, la familia o cualquier otra persona. Su decisión, ya sea a favor o en contra de un tratamiento propuesto, debe ser respetada. Al fin y al cabo, es el paciente quien experimentará las consecuencias directas de esta decisión.

Los derechos de los pacientes están intrínsecamente ligados al concepto de consentimiento informado. Todo paciente tiene derecho a saber, a hacer preguntas y, sobre todo, a rechazar un tratamiento. Este enfoque sitúa al paciente en el centro de la atención médica, reconociéndole como actor principal de su propia salud y no como simple receptor pasivo de cuidados.

El consentimiento informado y los derechos del paciente refuerzan el vínculo de confianza entre el paciente y el profesional sanitario. En una especialidad tan compleja como la nefrología, esta confianza es inestimable. Garantiza que, sea cual sea la vía elegida, el paciente y el profesional sanitario avancen juntos, en una asociación basada en el respeto, la comprensión y el compromiso mutuos.

Final de la vida y cuidados paliativos en nefrología.

El final de la vida en nefrología es un tema profundamente emocional y a menudo complejo. Aunque los avances médicos han permitido prolongar la vida de muchas personas con enfermedad renal, llega un momento en que la calidad de vida puede verse seriamente comprometida. Es entonces cuando entran en juego los cuidados paliativos.

Los cuidados paliativos en nefrología tienen como objetivo mejorar la calidad de vida de los pacientes y sus familias ante las consecuencias de una enfermedad renal avanzada. Contrariamente a lo que podría pensarse, no se centran únicamente en los últimos días o semanas de vida.

Intervienen en cuanto se diagnostica una enfermedad renal grave, ofreciendo una atención centrada en aliviar el dolor y otros síntomas molestos, y proporcionando apoyo psicológico, social y espiritual.

En nefrología, la introducción de los cuidados paliativos puede ser compleja. El paciente puede haber estado en diálisis durante años, luchando a diario contra las complicaciones asociadas. La decisión de interrumpir o no la diálisis es difícil y debe discutirse con el paciente, su familia y el equipo médico. Requiere una evaluación exhaustiva de los beneficios potenciales de continuar con la diálisis en términos de calidad de vida y comodidad del paciente.

Uno de los aspectos fundamentales de los cuidados paliativos es el diálogo. Es esencial que el paciente, la familia y el equipo médico se comuniquen abiertamente sobre sus expectativas, preocupaciones y esperanzas. Estas conversaciones pueden ser difíciles y tocar temas como las voluntades anticipadas, el rechazo o la interrupción del tratamiento y los deseos para los últimos momentos de la vida. Sin embargo, es a través de estas conversaciones sinceras como podemos garantizar un final de vida pacífico y digno.

Otro elemento clave de los cuidados paliativos es el enfoque multidisciplinar. El equipo puede incluir no sólo nefrólogos, sino también enfermeras especializadas en cuidados paliativos, psicólogos, trabajadores sociales, capellanes y otros profesionales. Cada uno aporta su propia experiencia, garantizando que se tengan en cuenta todas las necesidades del paciente, ya sean físicas, emocionales, sociales o espirituales.

El final de la vida en nefrología puede estar marcado por el dolor, el agotamiento y la angustia, tanto para el paciente como para su familia. Los cuidados paliativos pretenden aliviar estas cargas, ofrecer consuelo y garantizar que cada día, por difícil que sea, se viva con dignidad y respeto. Aunque la muerte es una realidad inevitable, la forma en que la afrontamos puede marcar la diferencia, y los cuidados paliativos nefrológicos nos recuerdan que cada momento cuenta.

Capítulo 9

CULTURA Y DIVERSIDAD EN NEFROLOGÍA

Los retos de la asistencia pacientes de orígenes muy diversos.

Atender a pacientes de orígenes diversos presenta una serie de retos únicos para los profesionales sanitarios, sobre todo en un campo tan complejo como la nefrología. La diversidad cultural, socioeconómica, lingüística y religiosa puede tener un profundo impacto en la forma en que los pacientes perciben su enfermedad, su tratamiento y la relación con su equipo médico.

Uno de los primeros retos es la barrera lingüística. Para un paciente que no habla el mismo idioma que su cuidador, comprender las sutilezas de un diagnóstico o un procedimiento médico puede resultar complicado. Por eso es vital tener acceso a intérpretes médicos cualificados que puedan traducir no sólo las palabras, sino también los matices y las implicaciones subyacentes.

Las diferencias culturales también pueden influir en la forma en que un paciente percibe su enfermedad y su tratamiento. Por ejemplo, algunas culturas pueden tener creencias específicas sobre las causas de la enfermedad u opiniones firmes sobre los tratamientos occidentales. Para estos pacientes, la integración de medicinas tradicionales o prácticas espirituales puede ser esencial para su bienestar.

Los retos socioeconómicos también desempeñan un papel importante. Los pacientes de entornos desfavorecidos pueden tener dificultades para acceder a la atención médica, seguir un tratamiento o adoptar estilos de vida saludables debido a las limitaciones económicas o a la falta de recursos adecuados. Además, el estigma asociado a ciertas enfermedades o la pobreza pueden impedir que estos pacientes busquen ayuda médica de forma activa.

Las creencias y prácticas religiosas también pueden influir en la actitud del paciente ante el tratamiento. Por ejemplo, algunos pacientes pueden rechazar las transfusiones de sangre o los trasplantes de órganos por motivos religiosos. En estos casos, es crucial que el equipo médico esté informado y sea respetuoso con estas creencias, al tiempo que busca soluciones alternativas para garantizar la mejor atención posible.

La solución a estos retos reside en la formación cultural de los profesionales sanitarios. Esto implica no sólo el conocimiento de las diferentes culturas y tradiciones, sino también la capacidad de escuchar activamente e interactuar con empatía y amplitud de miras.

También es esencial contar con un equipo diverso capaz de comprender y responder a las necesidades únicas de cada paciente. La colaboración con líderes comunitarios, expertos en salud cultural y asociaciones de pacientes también puede resultar muy valiosa.

El reto de atender a pacientes de orígenes diversos no consiste únicamente en tratar una enfermedad renal, sino en comprender y respetar a la persona en su totalidad, con todas sus particularidades, creencias y experiencias. Es este enfoque holístico el que garantiza una atención de alta calidad y genera confianza entre el paciente y su equipo médico.

La importancia de la sensibilidad cultural.

La sensibilidad cultural en el ámbito médico, y en la nefrología en particular, es mucho más que una mera conveniencia. Es un pilar esencial de una atención médica eficaz, empática y respetuosa. En un momento en el que vivimos en un mundo globalizado, en el que cada vez más pacientes de distintos orígenes acuden a los centros sanitarios, reconocer y valorar esta diversidad no es sólo un acto moral, sino también un imperativo clínico.

En primer lugar, la sensibilidad cultural contribuye a mejorar la comunicación. Cuando el personal médico es capaz de reconocer y comprender las diferencias lingüísticas y culturales, está más capacitado para proporcionar información clara, evitando así malentendidos que podrían ser perjudiciales para la atención al paciente. Esto se extiende más allá del lenguaje para comprender las expresiones no verbales, las creencias sobre la salud y la enfermedad y los valores familiares y comunitarios.

En segundo lugar, ser sensible a las diferencias culturales ayuda a construir una relación de confianza. La desconfianza hacia el sistema médico es una barrera real para muchos pacientes, a menudo arraigada en experiencias pasadas negativas, estereotipos o creencias culturales. Tratando a cada paciente como un individuo único y valorando su cultura, los profesionales sanitarios pueden crear un entorno en el que los pacientes se sientan respetados, escuchados y comprendidos.

La sensibilidad cultural también ayuda a mejorar la calidad de la atención al garantizar que los tratamientos ofrecidos son adecuados y eficaces. Algunas comunidades pueden tener un mayor riesgo de padecer ciertas enfermedades o una respuesta diferente a determinados tratamientos. Además, la forma en que los pacientes perciben y gestionan el dolor, la enfermedad o el tratamiento médico varía mucho en función de su cultura. Tener esto en cuenta garantiza que el plan de cuidados se adapte realmente a cada individuo.

Por último, la sensibilidad cultural contribuye a reducir las desigualdades sanitarias. Las barreras culturales pueden provocar a menudo un retraso en el diagnóstico, una escasa adherencia al tratamiento o una falta de prevención. Siendo sensibles a las necesidades específicas de cada comunidad, los profesionales sanitarios pueden ayudar a salvar estas diferencias y ofrecer una atención equitativa a todos.

La sensibilidad cultural no es simplemente una habilidad adicional, sino un componente esencial de la medicina moderna. Enriquece la relación entre paciente y cuidador, mejora la calidad de la atención y refuerza la ética médica basada en el respeto, la empatía y la equidad. Por ello, la formación continua y el desarrollo de la sensibilidad cultural deben estar en el centro de los programas de educación médica y de las políticas sanitarias.

Características étnicas enfermedad renal.

Como muchas otras enfermedades, la enfermedad renal no siempre se manifiesta de la misma manera en todos los individuos. Las variaciones étnicas y genéticas pueden influir en la prevalencia, el diagnóstico, la progresión y la respuesta al tratamiento de la enfermedad renal. Al comprender estas diferencias étnicas, los profesionales sanitarios pueden ofrecer una atención más individualizada y eficaz.

1. Prevalencia étnica:
   * **Afroamericanos y afrocaribeños**: Estas poblaciones tienen una mayor prevalencia de enfermedad renal crónica, en particular de glomeruloesclerosis segmentaria y focal. El gen APOL1 está especialmente implicado, ya que confiere un mayor riesgo de enfermedad renal en individuos con dos copias de determinadas variantes.

- **Asiáticos**: Algunos grupos asiáticos, en particular los de origen sudasiático, tienen una mayor prevalencia de diabetes, que es un importante factor de riesgo de enfermedad renal.
- **Hispanos y latinoamericanos**: Aunque tienen un mayor riesgo de diabetes, parecen tener un menor riesgo de progresión a enfermedad renal terminal que los no hispanos.

2. Respuesta al tratamiento y gestión:
   - Algunos fármacos, como los inhibidores de la ECA o los antagonistas de los receptores de angiotensina, pueden ser más o menos eficaces en función del origen étnico. Por ejemplo, los afroamericanos a veces responden peor a estos tratamientos que los blancos no hispanos.

3. Aspectos genéticos:
   - Algunas mutaciones específicas, como la del gen APOL1 mencionada anteriormente, pueden predisponer a ciertas poblaciones étnicas a la enfermedad renal. La identificación de estas variaciones genéticas proporcionará una mejor comprensión de la enfermedad y podría señalar el camino hacia enfoques terapéuticos específicos.

4. Factores sociales y culturales:
   - Las percepciones de la enfermedad, la adherencia al tratamiento y el acceso a la atención pueden variar entre grupos étnicos debido a factores culturales, socioeconómicos o lingüísticos. Por ejemplo, algunos pacientes pueden preferir remedios tradicionales o tener creencias específicas sobre la causa de su enfermedad.

5. Diagnóstico y progresión:
   - Es posible que los criterios de diagnóstico estandarizados, como los niveles de creatinina sérica

para evaluar la función renal, deban ajustarse en función del origen étnico, ya que los niveles de referencia pueden variar entre grupos.

6. Problemas asociados:
- Ciertos grupos étnicos pueden tener comorbilidades más frecuentes, como la hipertensión o la diabetes, que influyen directamente en la enfermedad renal.

El origen étnico del paciente desempeña un papel importante en la manifestación y el tratamiento de la enfermedad renal. Los clínicos deben ser conscientes de estas particularidades para ofrecer un tratamiento óptimo. Un enfoque individualizado, que tenga en cuenta la diversidad étnica y cultural, es esencial para la medicina de precisión en el campo de la nefrología.

Capítulo 10

TECNOLOGÍA E INNOVACIÓN EN NEFROLOGÍA

Nuevas tecnologías en diálisis.

El rápido desarrollo de la tecnología médica ha tenido un gran impacto en el campo de la diálisis. Estos avances pretenden mejorar la eficacia del tratamiento, reducir las complicaciones asociadas y ofrecer a los pacientes una mejor calidad de vida. He aquí una visión general de las nuevas tecnologías en diálisis y de cómo están transformando el panorama de la nefrología.

1. Máquinas de diálisis de nueva generación:
   - Estos modernos dispositivos ofrecen una mayor precisión en el control de los fluidos, lo que permite una mejor eliminación de los residuos y un equilibrio electrolítico más preciso.
   - Presentan pantallas táctiles intuitivas, interfaces de usuario mejoradas y una fácil integración con los sistemas de información hospitalaria.

2. Diálisis portátil:
   - La llegada de las máquinas de diálisis portátiles significa que los pacientes pueden recibir su tratamiento en la comodidad de su propio hogar. Esto puede reducir el estrés asociado a las visitas frecuentes al centro y ofrecer una mayor flexibilidad.
   - Estos dispositivos son más pequeños, ligeros y fáciles de usar.

3. Diálisis sin aguja:
   - Se está investigando para desarrollar sistemas de diálisis que no utilicen agujas, reduciendo así el dolor y el riesgo de infección.

4. Telemedicina:
   - Con la integración de las tecnologías de la comunicación, los pacientes pueden ahora tener consultas con sus nefrólogos a través de plataformas

de telemedicina. Esto resulta especialmente útil para los pacientes que viven lejos o para las consultas de seguimiento.

5. Inteligencia artificial y análisis de datos:
   - Utilizando la IA para analizar los datos de las sesiones de diálisis, se pueden prever las complicaciones, optimizar los parámetros del tratamiento y personalizarlo.
   - Los sistemas basados en la IA también pueden ayudar en la detección precoz de infecciones o fallos en el funcionamiento de los equipos.

6. Mejoras en las membranas de diálisis:
   - Las nuevas membranas están diseñadas para ser más biocompatibles, reducir las reacciones inflamatorias y ofrecer una hemodiálisis mejorada.
   - Algunas membranas innovadoras permiten eliminar mejor las moléculas de tamaño medio, que tradicionalmente han sido difíciles de filtrar.

7. Formación en realidad virtual:
   - Los profesionales sanitarios ya pueden utilizar la realidad virtual para formarse en los procedimientos de diálisis, lo que permite una formación más inmersiva y práctica.

8. Investigación sobre riñones artificiales:
   - Se está avanzando en el desarrollo de riñones artificiales, que podrían ofrecer una alternativa a largo plazo a la diálisis. Aunque esta tecnología aún está en pañales, representa un rayo de esperanza para el futuro de la nefrología.

Las nuevas tecnologías en diálisis están revolucionando el tratamiento de los pacientes que sufren insuficiencia renal. No sólo ofrecen mejoras en la calidad y eficacia del tratamiento, sino también una mejor calidad de vida para los pacientes, al poner el poder en sus manos e implicarles activamente en su propio cuidado.

Aplicaciones y herramientas digitales para la gestión de los pacientes.

En una era dominada por la tecnología digital, la medicina no es una excepción. Las herramientas digitales han transformado la forma en que se presta la atención médica, haciendo que la gestión de los pacientes sea más eficaz, transparente y centrada en el paciente. He aquí algunas de las aplicaciones y herramientas digitales que están dejando su impronta en la gestión de pacientes, especialmente en nefrología.

1. La historia clínica electrónica (HCE):
   * **Descripción: Se trata de** bases de datos digitalizadas que contienen toda la información médica de un paciente.
   * **Beneficios:** Facilidad de acceso, intercambio de información entre profesionales sanitarios, reducción de errores médicos y mejor coordinación de la asistencia.

2. Portales de pacientes:
   * **Descripción:** Plataformas en línea donde los pacientes pueden acceder a su información médica, reservar citas, renovar recetas y comunicarse con sus proveedores sanitarios.
   * **Beneficios:** Aumenta la autonomía del paciente, mejora la comunicación y optimiza la gestión administrativa.

3. Aplicaciones de la telemedicina:
   * **Descripción:** Permite realizar consultas a distancia, ya sea por vídeo, audio o chat.

- **Beneficios:** Mayor accesibilidad, reducción de los tiempos de espera y comodidad para pacientes y médicos.

4. Aplicaciones de supervisión remota:
   - **Descripción:** Estas aplicaciones permiten controlar en tiempo real o casi las constantes vitales, la adherencia al tratamiento y otros datos relevantes.
   - **Beneficios:** Detección precoz de complicaciones o desviaciones, mejor adherencia al tratamiento y mayor implicación del paciente.

5. Plataformas de educación del paciente:
   - **Descripción:** Sitios web o aplicaciones para móviles que ofrecen información fiable sobre enfermedades, tratamientos y cuidados preventivos.
   - **Beneficios:** Pacientes mejor informados, capacidad para tomar decisiones con conocimiento de causa y mejor gestión de la enfermedad.

6. Sistemas de gestión de citas:
   - **Descripción:** Herramientas que automatizan la reserva, confirmación y recordatorio de citas.
   - **Beneficios:** Reducción del absentismo, optimización del tiempo clínico y mejora de la experiencia del paciente.

7. Aplicaciones para la gestión de la medicación:
   - **Descripción:** Estas aplicaciones recuerdan a los pacientes cuándo deben tomar su medicación, controlan las interacciones entre medicamentos e incluso pueden utilizarse para renovar las recetas.
   - **Beneficios:** Mejora la adherencia a la medicación, reduce los errores de medicación y simplifica la gestión diaria.

8. Plataformas de interacción social:
   - **Descripción:** Foros, grupos o redes sociales específicos de una enfermedad que permiten a los pacientes compartir sus experiencias.
   - **Beneficios:** Apoyo emocional, compartir consejos prácticos y sentirse parte de una comunidad.

9. Herramientas de análisis e inteligencia artificial:
   - **Descripción:** Utilice los datos para predecir riesgos, asesorar sobre tratamientos óptimos y anticiparse a las necesidades de los pacientes.
   - **Beneficios:** Atención más proactiva, reducción de costes y mejora de la calidad asistencial.

10. Aplicaciones de realidad virtual o aumentada:
    - **Descripción:** Se utiliza para entrenamiento médico, distracción durante procedimientos dolorosos o rehabilitación.
    - **Beneficios:** Enfoques terapéuticos innovadores, mayor implicación de los pacientes y mejora de la eficacia clínica.

Estas herramientas, combinadas con una formación adecuada de los profesionales sanitarios y su adopción por parte de los pacientes, tienen el potencial de transformar la nefrología y otros campos médicos, ofreciendo una atención más personalizada, centrada en el paciente y basada en pruebas.

El futuro de la telemedicina en nefrología.

La telemedicina, o la práctica de atender a los pacientes a distancia utilizando las tecnologías de la comunicación, ha experimentado un crecimiento fenomenal en los últimos años. En nefrología, este enfoque puede resultar especialmente beneficioso, dada la necesidad de supervisar periódicamente a los pacientes, ajustar sus tratamientos y proporcionarles formación continua. Echemos un vistazo a lo que el futuro puede deparar a la telemedicina en este campo especializado.

1. Expansión de los servicios de atención domiciliaria:
Una de las principales tendencias es la migración de los cuidados de los centros de diálisis tradicionales al domicilio del paciente. La telemedicina está facilitando esta transición al permitir la supervisión a distancia de las sesiones de diálisis, las consultas periódicas con los nefrólogos y la comunicación en tiempo real con los cuidadores.

2. Herramientas de autocontrol:
Con el desarrollo de dispositivos conectados, los pacientes pueden ahora autocontrolar parámetros esenciales como la tensión arterial, el peso o los niveles de electrolitos. Estos datos pueden transmitirse automáticamente a los profesionales sanitarios a través de plataformas seguras para su análisis e intervención rápida en caso necesario.

3. Educación y formación mejoradas:
La telemedicina ofrece la oportunidad de celebrar sesiones educativas para los pacientes, en las que se traten temas como la gestión de la medicación, la dietética o incluso la preparación para un trasplante de riñón.

4. Acceso más amplio:
Para los pacientes que viven en zonas remotas o desatendidas, la telemedicina rompe las barreras geográficas, ofreciendo un acceso más fácil a los especialistas y a una atención de calidad.

5. Colaboración interprofesional:
Las plataformas de telemedicina promueven una

colaboración más estrecha entre nefrólogos, enfermeras, dietistas, trabajadores sociales y otros miembros del equipo asistencial, aunque estén geográficamente dispersos.

6. Inteligencia artificial y análisis predictivo:
El futuro de la telemedicina podría incorporar más IA para analizar las tendencias de los datos de los pacientes, predecir posibles complicaciones y asesorar sobre las mejores intervenciones o ajustes del tratamiento.

7. Atención personalizada:
Basándose en los datos y el historial del paciente en tiempo real, la telemedicina puede facilitar un enfoque más personalizado, adaptando la atención a las necesidades específicas de cada paciente.

8. Ahorro de costes:
Al evitar hospitalizaciones innecesarias, complicaciones o visitas repetidas, la telemedicina tiene el potencial de reducir significativamente los costes asociados al tratamiento de los pacientes nefrológicos.

9. Desafíos futuros:
Aunque prometedora, la telemedicina en nefrología tendrá que superar ciertos retos, como la preocupación por la privacidad, la seguridad de los datos, las barreras normativas y la resistencia al cambio por parte de ciertos profesionales o pacientes.

La telemedicina está llamada a convertirse en un pilar fundamental de la nefrología en el futuro. Presenta una oportunidad única para replantear la forma en que se presta la asistencia, capacitar a los pacientes y optimizar los resultados clínicos. Sin embargo, su éxito dependerá de una adopción generalizada, una regulación adecuada y una formación continua de los profesionales sanitarios.

Capítulo 11

INVESTIGACIÓN Y PARTICIPACIÓN ESTUDIOS CLÍNICOS

Introducción a la investigación clínica en nefrología.

En el vasto campo de la medicina, la investigación clínica sigue siendo el pilar fundamental que alimenta y da forma a la evolución de la atención médica. En nefrología, especialidad dedicada a las enfermedades renales, la investigación clínica es de vital importancia para mejorar la calidad de vida de los pacientes, proponer nuevas terapias y, en última instancia, salvar vidas. Esta introducción a la investigación clínica en nefrología pretende arrojar luz sobre su papel, sus retos y sus éxitos.

1. La importancia de la investigación clínica en nefrología:

La nefrología, al igual que otras especialidades médicas, está en constante evolución. Cada descubrimiento o innovación suele ser el resultado de muchos años, o incluso décadas, de investigación clínica. Ya sea para comprender la génesis de una enfermedad renal, desarrollar un nuevo tratamiento o mejorar los protocolos de diálisis, la investigación clínica está en el centro de estos avances.

2. Tipos de investigación en nefrología:
- **Investigación básica:** busca comprender los mecanismos celulares y moleculares de la enfermedad renal.
- **Investigación traslacional: tiende** un puente entre la investigación básica y la clínica, aplicando los descubrimientos de laboratorio a la atención al paciente.
- **Investigación clínica:** se trata de ensayos en los propios pacientes, a menudo para probar nuevos tratamientos, intervenciones o dispositivos.

- **Investigación epidemiológica:** Esta investigación se centra en las tendencias, causas y efectos de los problemas de salud en poblaciones específicas.

3. Realización de un ensayo clínico:
La realización de un ensayo clínico en nefrología sigue etapas bien definidas, desde la fase preclínica hasta la fase IV, cada una de las cuales tiene un objetivo preciso y unos criterios de éxito.

4. Retos de la investigación clínica en nefrología:
A pesar de su importancia, la investigación en nefrología se enfrenta a retos como la financiación limitada, las preocupaciones éticas relacionadas con los ensayos con pacientes o la duración de los ensayos necesarios para demostrar la eficacia de una intervención.

5. Impacto de la tecnología:
Con la llegada de la biotecnología, la genómica y la bioinformática, la investigación en nefrología ha experimentado un crecimiento fenomenal. La identificación de biomarcadores, la terapia génica y el uso de la inteligencia artificial para predecir enfermedades son sólo algunas de las innovaciones recientes.

6. Ética en la investigación clínica:
La investigación clínica debe realizarse siempre de acuerdo con la ética médica, garantizando la seguridad, la autonomía, la beneficencia y la justicia para todos los participantes.

7. Colaboración internacional:
Los retos globales de la salud renal requieren una colaboración internacional. Las redes de investigación clínica y los consorcios reúnen a investigadores de todo el mundo para trabajar en temas comunes.

8. El papel de las enfermeras en la investigación clínica: Además de los médicos y los investigadores, las enfermeras desempeñan un papel crucial en la realización de la investigación clínica, controlando a los pacientes, administrando los tratamientos y recopilando datos.

La investigación clínica en nefrología es más que esencial. Es la promesa de un futuro mejor para todos los pacientes con enfermedades renales. Cada enfermera, médico e investigador en nefrología contribuye, a su manera, a este futuro más brillante y esperanzador.

El papel de la enfermera en ensayos clínicos.

Cuando pensamos en ensayos clínicos, tendemos a pensar inmediatamente en investigadores y médicos. Sin embargo, las enfermeras desempeñan un papel igualmente esencial, de hecho fundamental, en la realización, el seguimiento y el éxito de estos estudios. Su participación en los ensayos clínicos es multidimensional, ya que combina habilidades clínicas, administrativas e interpersonales.

1. Reclutamiento y evaluación de pacientes:
Las enfermeras suelen ser los primeros profesionales sanitarios con los que se encuentran los pacientes cuando se plantean participar en un ensayo clínico. Son responsables de preseleccionar a los pacientes en función de los criterios de inclusión y exclusión, y de obtener el consentimiento informado tras proporcionarles una explicación completa y comprensible del ensayo.

2. Administración del tratamiento:
Dependiendo del protocolo del ensayo, las enfermeras pueden ser responsables de administrar los fármacos,

seguir protocolos específicos o supervisar las intervenciones. Deben asegurarse de que cada paso se lleva a cabo de acuerdo con las directrices del ensayo.

3. Seguimiento y evaluación:
Las enfermeras desempeñan un papel fundamental en la supervisión de los efectos secundarios y las reacciones adversas. Evalúan regularmente el estado de salud de los pacientes, recopilan datos y alertan al equipo médico de cualquier problema o preocupación.

4. Recogida de datos y documentación:
El rigor es esencial en los ensayos clínicos. Las enfermeras suelen ser responsables del registro preciso y detallado de los datos, ya sean mediciones vitales, resultados de laboratorio o cualquier otro parámetro relevante para el estudio.

5. Educación y apoyo:
Los pacientes inscritos en un ensayo clínico pueden tener preocupaciones o incertidumbres. Las enfermeras escuchan atentamente, tranquilizan a los pacientes y responden a sus preguntas durante todo el estudio.

6. Coordinación con el equipo multidisciplinar:
Las enfermeras de ensayos clínicos trabajan en estrecha colaboración con diversos profesionales -investigadores, médicos, farmacéuticos, técnicos de laboratorio- garantizando una comunicación fluida y una coordinación eficaz para el buen desarrollo del ensayo.

7. Cumplimiento de las normas éticas:
De acuerdo con los principios éticos, las enfermeras garantizan la protección de los derechos, la seguridad y el bienestar de los participantes en el ensayo. También se aseguran de que el paciente pueda retirarse del ensayo en

cualquier momento, sin que ello afecte a la calidad de los cuidados recibidos.

8. Formación continua:
El campo de los ensayos clínicos evoluciona constantemente. Por ello, las enfermeras implicadas deben actualizar periódicamente sus conocimientos sobre los protocolos de los ensayos, los avances terapéuticos y las directrices éticas.

La enfermera de ensayos clínicos es un eslabón esencial, que actúa como puente entre los pacientes y el equipo de investigación. Su papel es complejo y requiere una mezcla de habilidades clínicas, interpersonales y organizativas, todo ello con el objetivo último de mejorar la atención y el tratamiento de los futuros pacientes.

Cómo mantenerse informado
¿los últimos avances?

En el cambiante mundo de la medicina actual, es crucial que todos los profesionales sanitarios se mantengan al día de los nuevos descubrimientos, técnicas, terapias y recomendaciones. Para las enfermeras de nefrología, esta búsqueda de conocimientos es aún más relevante, dada la importancia de su especialidad. He aquí algunas estrategias para mantenerse al día de los últimos avances en este campo:

1. Participe en cursos de formación continua:
La mayoría de las instituciones médicas y asociaciones profesionales ofrecen regularmente formación continua en forma de cursos, talleres o seminarios. Estos cursos no sólo ofrecen conocimientos teóricos, sino también la oportunidad de debatir experiencias y prácticas con colegas.

2. Afiliarse a asociaciones profesionales:
Las asociaciones profesionales, como la Asociación de Nefrología o la Asociación de Enfermeras de Diálisis, suelen publicar boletines, periódicos o revistas con artículos sobre las últimas investigaciones, recomendaciones y estudios de casos.

3. Asista a conferencias y simposios:
Estos eventos reúnen a expertos de todo el mundo para debatir avances recientes, presentar estudios y compartir experiencias. También son lugares excelentes para establecer contactos e intercambiar ideas.

4. Suscríbase a revistas médicas:
Las revistas especializadas en nefrología o enfermería publican regularmente investigaciones, revisiones y artículos de revisión. Tener acceso a estas publicaciones puede proporcionarle información valiosa.

5. Utilice los recursos en línea:
Con la creciente digitalización, existen numerosas plataformas, foros y blogs dedicados a la nefrología. Pueden ofrecer seminarios web, cursos en línea, debates e incluso simulaciones para formarse en nuevas técnicas.

6. Establezca una red profesional:
El intercambio regular con colegas, mentores y otros profesionales sanitarios puede proporcionar información informal pero valiosa sobre las tendencias emergentes y las nuevas prácticas.
7. Participar en la investigación clínica:
Participar activamente en la investigación clínica ofrece una perspectiva de primera mano sobre las innovaciones actuales y los tratamientos de prueba.

8. Utilice aplicaciones y herramientas digitales:
Las aplicaciones dedicadas a la nefrología pueden

proporcionar actualizaciones periódicas, cuestionarios, estudios de casos y otros recursos educativos.

9. Dedique tiempo a la supervisión:
Es esencial dedicar tiempo específicamente a leer, aprender y actualizar conocimientos. Puede ser una hora a la semana o unos minutos cada día.

10. Fomente una cultura de aprendizaje:
Fomentar una cultura en la que los compañeros compartan activamente sus hallazgos, participen en debates de grupo o celebren reuniones informativas puede beneficiar a todo el equipo.

Mantenerse al día de los últimos avances requiere un esfuerzo continuo y consciente, pero los beneficios en términos de calidad asistencial, satisfacción profesional y desarrollo de la carrera son inestimables. En el acelerado y dinámico mundo de la medicina moderna, es imperativo que cada profesional sanitario tome la iniciativa para garantizar una atención óptima al paciente.

Capítulo 12

COLABORACIÓN INTERHOSPITALARIA

Coordinación de la atención con otras especialidades médicas.

El papel de una enfermera de nefrología a menudo va más allá de los límites de su propia especialidad. Las patologías renales pueden tener ramificaciones e interconexiones con otros trastornos médicos, lo que exige una estrecha colaboración con otras especialidades médicas. Esta sinergia interdisciplinar es esencial para garantizar que los pacientes reciban la mejor atención global posible.

1. La interdependencia de los sistemas corporales:

Los riñones, aunque distintos en su función, están inextricablemente ligados a otros sistemas corporales. Ya se trate de los sistemas cardiovascular, endocrino u óseo, la insuficiencia renal puede tener amplias y variadas implicaciones. Por ejemplo, la insuficiencia renal crónica puede aumentar el riesgo de cardiopatías.

2. Interacción con cardiología:

Los pacientes con insuficiencia renal suelen tener comorbilidades cardiacas. La hipertensión, frecuente en los pacientes renales, requiere un tratamiento coordinado entre el nefrólogo y el cardiólogo. Del mismo modo, los fármacos prescritos por los cardiólogos pueden tener un efecto sobre la función renal, y viceversa.

3. Colaboración con endocrinología:

Los desequilibrios hormonales, sobre todo en pacientes diabéticos, pueden afectar a la salud de los riñones. La colaboración con los endocrinólogos para controlar y supervisar los niveles de glucosa, así como para ajustar la medicación, es crucial.

4. Ortopedia y salud ósea:

La enfermedad renal puede afectar al metabolismo del calcio y el fósforo, provocando anomalías óseas. A menudo es necesaria una estrecha colaboración con cirujanos ortopédicos y reumatólogos.

5. Nutrición y dietética:

Las necesidades dietéticas de los pacientes nefrológicos son específicas. La coordinación con dietistas especializados puede ayudar a desarrollar planes dietéticos adecuados, mejorando así la calidad de vida del paciente.

6. Nefropsiquiatría:

Las implicaciones psicológicas de la enfermedad renal, especialmente en pacientes en diálisis, no pueden subestimarse. El enlace con la psiquiatría o la psicología suele ser beneficioso para abordar los aspectos emocionales y mentales de la enfermedad.

7. Neumología y nefrología:

Algunas enfermedades, como el lupus, pueden afectar tanto a los riñones como a los pulmones. En estas situaciones, la colaboración interdisciplinar es esencial.

La complejidad de la atención nefrológica requiere una visión holística, que abarque al paciente en su totalidad. Por lo tanto, la coordinación y la colaboración con otras especialidades médicas son esenciales. La enfermera de nefrología, como eje de esta coordinación, desempeña un papel esencial en la integración y síntesis de los cuidados multidisciplinarios, garantizando así la continuidad y la eficacia de la gestión.

Comunicación
entre los distintos servicios sanitarios.

La comunicación es el pilar central de una atención médica eficaz. En el complejo entorno de los hospitales y las clínicas, la colaboración entre distintos departamentos es habitual, lo que exige intercambios de información precisos, oportunos y claros para garantizar la seguridad y el bienestar del paciente. Para una enfermera de nefrología, esto supone a menudo un acto de equilibrio, asegurándose de que se transmite la información esencial al tiempo que se respeta la confidencialidad del paciente.

1. La importancia de la comunicación interdisciplinar:
La complejidad de la enfermedad renal hace que a menudo los pacientes deban ser atendidos por varios especialistas al mismo tiempo. Ya se trate de un cardiólogo, un endocrinólogo, un cirujano o un dietista, la coordinación de los cuidados requiere una comunicación fluida.

2. Herramientas de comunicación:
Los sistemas de información hospitalaria, los historiales médicos electrónicos y las plataformas de telecomunicación permiten compartir información rápidamente. Es esencial que las enfermeras se sientan cómodas utilizando estas herramientas para garantizar que los datos se transmiten de forma eficaz.

3. Reuniones interdisciplinarias:
Estas reuniones periódicas entre profesionales de distintas especialidades fomentan el intercambio directo, lo que permite discutir los casos, elaborar planes de tratamiento y hacer un seguimiento de los pacientes.

4. Continuidad de los cuidados:
Cuando un paciente es trasladado de un departamento a

otro o cuando su estado requiere cuidados en casa, la comunicación entre departamentos es crucial para garantizar una transición fluida y la continuidad de los cuidados.

5. Los retos de la comunicación:
A pesar de la importancia de la comunicación, pueden existir barreras. Ya sean barreras tecnológicas, falta de tiempo, jerarquías médicas o diferencias de opinión, es esencial ser consciente de estos retos y trabajar para superarlos.

6. El papel del educador
Además de comunicarse con otros profesionales, la enfermera de nefrología desempeña a menudo el papel de educadora. Ya sea informando a otro departamento sobre las particularidades de la nefrología o impartiendo formación continuada a sus compañeros, la capacidad de comunicarse de forma clara y pedagógica tiene un valor incalculable.

7. Respeto de la confidencialidad:
Toda comunicación debe respetar el secreto médico y la confidencialidad de la información del paciente. Es fundamental garantizar que sólo los profesionales directamente implicados en la atención del paciente tengan acceso a los datos pertinentes.

En el entorno médico actual, dinámico e interconectado, la comunicación entre departamentos es una habilidad esencial para cualquier profesional sanitario. Para la enfermera de nefrología, garantiza una atención al paciente holística, integrada y eficaz, al tiempo que refuerza los vínculos interdisciplinarios y fomenta una cultura de colaboración y respeto mutuo.

Programas de tutoría e intercambios profesionales.

En el cambiante mundo médico actual, la formación continua y el intercambio de conocimientos son elementos clave para garantizar una atención óptima al paciente. Para las enfermeras de nefrología, los programas de tutoría e intercambio profesional ofrecen oportunidades únicas para aprender, desarrollarse profesionalmente y compartir experiencias.

1. La tutoría: un trampolín para los jóvenes profesionales.

Las enfermeras que se inician en la nefrología pueden sentirse a veces abrumadas por la complejidad de la especialidad. Contar con un mentor, un profesional experimentado, puede ser un salvavidas. Esta guía, con su gran experiencia, puede ayudar a navegar por los retos clínicos, emocionales y éticos que se encuentran a diario.

2. La transmisión de conocimientos.

La tutoría no sólo beneficia a la tutelada. Es una oportunidad para que las enfermeras experimentadas transmitan sus conocimientos, renueven su pasión por su especialidad y contribuyan al desarrollo de su profesión.

3. Intercambios profesionales: más allá de las fronteras.

La oportunidad de trabajar u observar en otro departamento, clínica o incluso país puede proporcionar una perspectiva refrescante. Estos programas de intercambio permiten a las enfermeras conocer mejor las mejores prácticas, las innovaciones y los distintos enfoques de los cuidados.

4. Creación de redes y colaboración.

Estos programas fomentan la creación de redes

profesionales. Las relaciones que se establecen pueden ser inestimables para intercambiar información, colaborar en proyectos de investigación o incluso obtener asesoramiento en casos complejos.

5. Los retos de la adaptación.
Aunque los intercambios profesionales son enriquecedores, también pueden ser exigentes. Adaptarse a un nuevo entorno, a otra cultura o a prácticas diferentes puede ser todo un reto. Sin embargo, estos retos son a menudo una fuente de crecimiento profesional y personal.

6. Apoyo institucional.
El apoyo institucional es esencial para que estos programas tengan éxito. Los hospitales, las clínicas y las organizaciones profesionales desempeñan un papel fundamental en la creación, financiación y promoción de estas iniciativas.

7. La importancia de la retroalimentación.
Ya sea en un programa de tutoría o en un intercambio profesional, la retroalimentación es crucial. Ayuda a orientar el aprendizaje, a reforzar las competencias y a corregir las deficiencias.

La tutoría y los intercambios profesionales ofrecen a las enfermeras de nefrología oportunidades inestimables de aprendizaje, colaboración y desarrollo profesional. En una profesión en la que los conocimientos evolucionan rápidamente, estos programas garantizan que las enfermeras se mantengan a la vanguardia de su especialidad, preparadas para proporcionar los mejores cuidados posibles a sus pacientes.

Capítulo 13

ADMINISTRACIÓN Y LIDERAZGO EN NEFROLOGÍA

El paso a funciones directivas.

Todos los profesionales sanitarios, especialmente en el campo de la nefrología, comienzan su carrera con una sólida formación técnica y clínica. Sin embargo, con el tiempo, la experiencia y el deseo de contribuir a mayor escala, muchos se ven atraídos por los puestos directivos. Estos puestos ofrecen una oportunidad única de dar forma a la atención al paciente, los procesos clínicos e incluso la cultura institucional.

1. De la clínica a la gestión:
La transición de enfermera clínica a gestora requiere a menudo una transición tanto en términos de habilidades como de mentalidad. La atención ya no se centra únicamente en el bienestar del paciente, sino también en el funcionamiento óptimo de toda una unidad o departamento.

2. Habilidades esenciales de gestión:
Además de las habilidades clínicas, una enfermera gestora deberá dominar la gestión de recursos humanos, el liderazgo, la planificación estratégica, la gestión presupuestaria y la toma de decisiones basada en datos.

3. Los retos de la transición:
El paso a una función directiva puede ir acompañado de retos como tratar con antiguos colegas, tomar decisiones impopulares o la necesidad de conciliar objetivos clínicos y administrativos a veces divergentes.

4. Impacto en la atención al paciente:
Incluso en un puesto directivo, el objetivo principal sigue siendo mejorar la calidad de la atención al paciente. Una enfermera gestora puede tener un impacto significativo optimizando los procesos, promoviendo prácticas basadas

en pruebas e inculcando una cultura de seguridad del paciente.

5. Formación complementaria:
El paso a funciones directivas suele requerir formación adicional, desde cursos breves sobre liderazgo hasta un máster en administración sanitaria.

6. Oportunidades para establecer contactos:
Las funciones directivas ofrecen la oportunidad de conectar con líderes y responsables de diversos ámbitos, aprender las mejores prácticas de otras instituciones y contribuir al discurso nacional sobre la atención sanitaria.

7. Equilibrar las funciones de gestión y clínica
Algunas enfermeras gestoras optan por conservar un papel clínico, por pequeño que sea, para mantenerse en contacto con la realidad sobre el terreno, mantener actualizadas sus competencias y conservar la credibilidad ante su equipo.

Pasar a desempeñar funciones de gestión es un camino gratificante que permite a las enfermeras de nefrología tener un mayor impacto en el sistema sanitario. Aunque requiere adaptación y la adquisición de nuevas competencias, ofrece la oportunidad de influir positivamente en la calidad de los cuidados, la satisfacción de los pacientes y el bienestar de los equipos.

La importancia del liderazgo clínico.

El mundo de la asistencia sanitaria evoluciona constantemente, y los retos tanto clínicos como de gestión se multiplican. En este contexto, el liderazgo clínico está emergiendo no sólo como una habilidad clave, sino también como un elemento vital para guiar e influir en la dirección que toma la asistencia sanitaria. Para las enfermeras de nefrología, comprender y encarnar este liderazgo es aún más crucial.

1. Definición de liderazgo clínico:
A diferencia de la gestión pura y dura, el liderazgo clínico se centra en la mejora de la asistencia sanitaria a través de la práctica clínica. Se trata de guiar, influir e inspirar a los compañeros para promover una cultura de excelencia clínica.

2. Más allá de la competencia técnica:
Aunque se valora el dominio clínico, el liderazgo va más allá. Abarca la capacidad de colaborar, comunicarse eficazmente, resolver problemas e innovar para el bienestar de los pacientes.

3. El papel de las enfermeras líderes:
Las enfermeras, debido a su proximidad constante con los pacientes, están en una posición ideal para observar e identificar las áreas que requieren mejoras. De este modo, pueden convertirse en defensoras del cambio y promotoras de innovaciones en los cuidados.

4. Influencia en la cultura organizativa:
Un líder clínico ayuda a crear una cultura en la que la atención excelente es una prioridad, la seguridad del paciente está en el centro de las preocupaciones y cada miembro del equipo es valorado.

5. Beneficios para los pacientes:
Un liderazgo clínico sólido se traduce en una atención de mayor calidad, una mayor seguridad para el paciente y una mejor experiencia general del paciente.

6. Desarrollo profesional continuo:
El liderazgo clínico requiere un compromiso con el

aprendizaje y el desarrollo personal. Esto podría implicar la asistencia a cursos de formación, seminarios o la obtención de nuevas cualificaciones.

7. Desafíos del liderazgo clínico:
Asumir un papel de liderazgo supone a veces enfrentarse a resistencias, gestionar conflictos y tomar decisiones difíciles. Sin embargo, estos retos son también oportunidades de crecimiento y afirmación.

8. Mentoría y liderazgo:
Muchas enfermeras líderes destacan la importancia de haber tenido un mentor que las guiara en su camino. A la inversa, como líderes, tienen la responsabilidad de orientar a la siguiente generación.

El liderazgo clínico es un elemento esencial en el dinámico entorno sanitario actual. Para las enfermeras de nefrología, abrazar este papel puede tener un impacto profundo y duradero, no sólo en sus carreras, sino, lo que es más importante, en la calidad de los cuidados prestados a los pacientes. Es una invitación a ser a la vez un clínico experto y un visionario, que busca constantemente mejorar el panorama sanitario.

Gestión de conflictos y fomento de un entorno de trabajo positivo.

En el centro de la dinámica de los hospitales y establecimientos sanitarios, las enfermeras de nefrología se enfrentan con frecuencia a situaciones estresantes y a veces conflictivas. Gestionar estas situaciones fomentando al mismo tiempo un entorno de trabajo tranquilo y productivo es un arte en sí mismo, y una habilidad esencial para el bienestar tanto de los profesionales como de los pacientes.

1. Reconocer el conflicto:
Antes de gestionar un conflicto, es fundamental reconocerlo. Las señales pueden ser sutiles, como un cambio en la comunicación entre compañeros o una tensión palpable en el aire, o más evidentes, como los desacuerdos verbales.

2. Comprender los orígenes del conflicto:
Los conflictos pueden tener muchos orígenes: diferencias de opinión, estrés laboral, problemas de relación o malentendidos. Comprenderlos le permitirá adoptar un enfoque adecuado para resolverlos.

3. Técnicas de comunicación eficaces:
La escucha activa, la reformulación y las preguntas abiertas son herramientas valiosas para calmar una situación tensa y comprender el punto de vista de la otra persona.

4. La mediación como solución:
En algunos casos, recurrir a un tercero neutral para facilitar la comunicación puede ayudar a encontrar un terreno común y resolver el conflicto.

5. Prevenir en lugar de curar:
El establecimiento de protocolos de comunicación, la celebración de reuniones periódicas de equipo y la formación en gestión de conflictos pueden ayudar a evitar que éstos surjan en primer lugar.

6. Valorar la diversidad:
Los equipos suelen estar formados por personas de diferentes orígenes. Apreciar esta diversidad y comprender las diferencias culturales o educativas puede contribuir a crear un entorno más armonioso.

7. Promover el bienestar en el trabajo:
Las zonas de relajación, la formación en gestión del estrés y el reconocimiento del trabajo bien hecho contribuyen a crear un entorno laboral positivo.

8. Retroalimentación constructiva:
Saber dar y recibir críticas constructivas es esencial para el crecimiento profesional y para mantener una dinámica de equipo sana.

9. El papel de los líderes:
Las enfermeras líderes tienen un papel clave en la creación de una cultura de respeto, apoyo mutuo y comunicación abierta.

10. Aprendizaje continuo:
Ver cada conflicto como una oportunidad para aprender nos permite crecer profesionalmente y reforzar los lazos dentro del equipo.

La gestión de conflictos y la promoción de un entorno de trabajo positivo no son sólo habilidades "blandas" o secundarias. Son fundamentales para el buen funcionamiento de una unidad de nefrología, para la calidad de la atención prestada a los pacientes y para el bienestar mental y emocional de los profesionales. En un campo tan exigente, crear y mantener un clima de trabajo tranquilo es un reto diario, pero también una recompensa en sí misma.

Capítulo 14

PROMOCIÓN DE LA SALUD RENAL EN LA COMUNIDAD

Programas de sensibilización y la prevención.

La nefrología, aunque es fundamental para el tratamiento de las enfermedades renales, también desempeña un papel crucial en su prevención. La concienciación y la prevención pueden reducir significativamente el número de pacientes que requieren tratamientos intensivos, como la diálisis, y mejorar en gran medida la calidad de vida de muchas personas. Para las enfermeras de nefrología, estos programas son de vital importancia, ya que les permiten actuar en fases anteriores y desempeñar un papel educativo y preventivo.

1. Comprender la importancia de la prevención:
Es esencial comprender por qué la prevención es crucial. Detectar y tratar la enfermedad renal en una fase temprana puede evitar complicaciones posteriores, ahorrar valiosos recursos médicos y mejorar la calidad de vida de los pacientes.

2. Identifique los grupos de riesgo:
Ciertos grupos, en función de su genética, estilo de vida o historial médico, pueden tener un mayor riesgo de desarrollar una enfermedad renal. Centrarse en estos grupos puede optimizar los esfuerzos de prevención.

3. Educación y concienciación:
Informar al público sobre los factores de riesgo de la enfermedad renal, sus síntomas y las medidas preventivas que pueden tomar.

4. Talleres y seminarios:
Organice actos educativos en los que los participantes puedan aprender, hacer preguntas y beneficiarse de un examen previo.

5. Colaboración con otras especialidades:

Trabajar conjuntamente con especialistas en diabetología, cardiología y otros campos, dado que ciertas afecciones, como la diabetes y la hipertensión, son factores de riesgo de enfermedad renal.

6. Intervenciones basadas en la comunidad:

Establecer programas de prevención dirigidos a comunidades específicas, teniendo en cuenta sus necesidades, cultura y recursos.

7. Poner en marcha campañas:

Utilizar los medios de comunicación, las redes sociales y otras plataformas para difundir mensajes clave de prevención.

8. Formar a los profesionales sanitarios:

Garantizar que todos los profesionales sanitarios, no sólo los de nefrología, estén bien informados sobre las mejores prácticas en la prevención de la enfermedad renal.

9. Seguimiento de los pacientes:

Establezca un sistema de seguimiento de los pacientes con factores de riesgo, con el fin de detectar cualquier anomalía en una fase temprana.

10. Evaluación de los programas:

Medir regularmente la eficacia de los programas de sensibilización y prevención para ajustarlos en consecuencia.

Las enfermeras de nefrología no sólo son actores clave en el tratamiento de las enfermedades renales, sino también en su prevención. A través de programas de concienciación y prevención, pueden tener un impacto real y duradero en la salud renal de las personas y las comunidades, al tiempo que reducen la carga global que suponen las enfermedades renales para el sistema sanitario.

El papel de la enfermera de nefrología en la educación comunitaria.

Más allá del ámbito hospitalario, la enfermera de nefrología se extiende a la esfera comunitaria, desempeñando el papel de educadora, guía y asesora. La importancia de concienciar a la comunidad sobre la enfermedad renal, su prevención y los cuidados asociados es crucial para una mejor gestión de la salud pública.

1. Educador en salud pública:
Las enfermeras de nefrología disponen de abundante información sobre los factores de riesgo, la prevención y el tratamiento de las enfermedades renales. Como educadoras, pueden organizar seminarios, talleres y presentaciones para informar al público sobre cómo prevenir las enfermedades renales.

2. Cribado comunitario:
Pueden llevar a cabo campañas de cribado en la comunidad para identificar a las personas de riesgo o a las que empiezan a padecer una enfermedad renal en una fase temprana, garantizando así un tratamiento rápido y eficaz.

3. Consejos sobre el estilo de vida:
La influencia de los hábitos de vida en la salud renal es considerable. La enfermera puede orientar a la comunidad sobre los buenos hábitos alimentarios, la importancia de la actividad física y la gestión de enfermedades crónicas como la diabetes y la hipertensión.

4. Enlace con otros profesionales sanitarios:
La enfermera de nefrología puede trabajar en colaboración

con otros profesionales sanitarios, como nutricionistas o trabajadores sociales, para proporcionar un apoyo integral a la comunidad.

5. Promover la salud renal:
Las enfermeras pueden iniciar o apoyar campañas de concienciación que destaquen la importancia de los riñones para la salud general y las medidas que deben adoptarse para garantizar su correcto funcionamiento.

6. Apoyo psicosocial:
Recibir un diagnóstico de enfermedad renal puede ser abrumador. Las enfermeras pueden desempeñar un papel vital proporcionando apoyo emocional, respondiendo a las preguntas y tranquilizando a los pacientes y sus familias.

7. Formación y tutoría:
Al formar a otras enfermeras o profesionales sanitarios en nefrología, garantizan una mejor difusión de la información y un apoyo más amplio a la comunidad.

8. Adaptación cultural:
Cada comunidad tiene sus propias particularidades culturales. Las enfermeras deben saber adaptar sus mensajes y métodos educativos para que sean pertinentes y resuenen en los distintos públicos.

9. Apoyo a la familia:
Al educar no sólo a los pacientes sino también a sus familias, las enfermeras garantizan una mejor comprensión y gestión de la enfermedad en casa.

10. Seguimiento posthospitalario:
El alta hospitalaria no significa el fin del papel de la enfermera. Al realizar un seguimiento en la comunidad, se aseguran de que los pacientes sigan recibiendo los cuidados y el apoyo que necesitan.

El enfermero de nefrología no es sólo un cuidador hospitalario; es un pilar de la salud pública. A través de la educación comunitaria, desempeñan un papel crucial en la prevención de las enfermedades renales y en el apoyo a los pacientes que las padecen. Esta ampliación del papel tradicional de la enfermera pone de relieve la versatilidad y la importancia de esta profesión en el panorama médico mundial.

Trabajar con organizaciones no gubernamentales y asociaciones de pacientes.

La colaboración entre las enfermeras de nefrología y las organizaciones no gubernamentales (ONG) y asociaciones de pacientes es una sinergia beneficiosa para todos los implicados, especialmente para los propios pacientes. Estas interacciones no sólo mejoran la calidad de los cuidados y aumentan la concienciación, sino que también refuerzan los programas de prevención y educación.

1. Sensibilización y educación:
Las ONG y las asociaciones suelen disponer de amplias redes y recursos para llevar a cabo campañas de sensibilización. Trabajando con ellas, las enfermeras pueden llegar a un público más amplio con información precisa y relevante sobre la salud y los cuidados renales.

2. Apoyo a los pacientes:
Las asociaciones de pacientes suelen ofrecer apoyo psicosocial a las personas con enfermedad renal y a sus familias. Las enfermeras, en colaboración con estas asociaciones, pueden dirigir a sus pacientes a estos valiosos recursos para obtener más ayuda.

3. Formación continua:
Algunas ONG ofrecen programas de formación para profesionales sanitarios. Las enfermeras pueden beneficiarse de estos cursos para mejorar sus habilidades y mantenerse al día de los últimos avances en el campo de la nefrología.

4. Programas de prevención:
Al colaborar con ONG dedicadas a la enfermedad renal, las enfermeras pueden participar o iniciar programas de prevención, como campañas comunitarias de detección o vacunación.

5. Recursos y materiales:
Las asociaciones y las ONG pueden proporcionar a menudo recursos materiales, guías, folletos o incluso equipos médicos que las enfermeras pueden utilizar en su práctica diaria o para educar a sus pacientes.

6. Investigación y estudios clínicos:
Algunas ONG participan en la investigación de las enfermedades renales. Al colaborar con ellas, las enfermeras pueden participar en estudios clínicos, contribuir al desarrollo de nuevos métodos de tratamiento o compartir sus observaciones clínicas.

7. Defensa y presión política:
Con el apoyo de poderosas asociaciones, las enfermeras pueden participar en actividades de defensa para mejorar las políticas sanitarias, obtener financiación para la investigación o abogar por unos niveles de atención más elevados en el campo de la nefrología.

8. Intercambios culturales e internacionales:
Muchas ONG operan a escala internacional. Las enfermeras pueden aprovechar estas redes para

intercambiar conocimientos, prácticas y experiencias con colegas de otros países.

9. Trabajo en red:
Trabajar con ONG y asociaciones ofrece a las enfermeras una excelente oportunidad para crear redes, entablar relaciones profesionales y compartir ideas y recursos.

10. Desarrollo profesional:
Las enfermeras que colaboran activamente con ONG y asociaciones también pueden tener la oportunidad de progresar en su carrera, asumiendo funciones de liderazgo o gestión dentro de estas organizaciones.

La colaboración entre las enfermeras de nefrología, las ONG y las asociaciones de pacientes es una relación en la que todos salen ganando. Cada parte aporta sus habilidades y recursos, lo que redunda en una mejor atención al paciente, una mayor concienciación y un fortalecimiento general de la atención nefrológica. Estas colaboraciones enriquecen el panorama médico y mejoran la vida de los pacientes con enfermedades renales.

Capítulo 15

CUESTIONES JURÍDICAS Y NEFROLOGÍA

Legislación en torno a la práctica de la enfermera de nefrología.

La nefrología, como todas las áreas de la medicina, se rige por una legislación precisa que establece no sólo los derechos de los pacientes, sino también las responsabilidades y competencias de los profesionales sanitarios, incluidos los enfermeros. Este marco jurídico garantiza no sólo la calidad de los cuidados prestados a los pacientes, sino también la seguridad de quienes los dispensan. Por lo tanto, es esencial que todas las enfermeras de nefrología conozcan a fondo estas leyes.

1. Cualificaciones y formación:
La primera preocupación legal son las cualificaciones. Para ejercer como enfermera especializada en nefrología, generalmente es necesario haber seguido una formación específica tras la diplomatura de enfermería y estar inscrita en un organismo regulador.

2. Ámbito de la práctica:
La ley define claramente el ámbito de práctica de las enfermeras de nefrología: qué actos pueden realizar, bajo qué supervisión y en qué condiciones. Esto incluye procedimientos como el acceso a vías vasculares, la administración de fármacos específicos o la monitorización durante la diálisis.

3. Responsabilidad:
Las enfermeras, como todos los profesionales sanitarios, son legalmente responsables de sus acciones y omisiones. Deben ejercer con competencia, diligencia e integridad. La legislación también determina hasta qué punto pueden ser consideradas responsables en caso de mala conducta profesional.

4. Consentimiento informado:
Antes de cualquier intervención, el paciente debe dar su consentimiento. La enfermera suele ser responsable de asegurarse de que el paciente ha comprendido perfectamente el procedimiento, sus beneficios, sus riesgos y las alternativas disponibles.

5. Confidencialidad:
La ley impone normas estrictas sobre la confidencialidad de la información médica de los pacientes. Las enfermeras deben estar atentas para garantizar la protección de estos datos, ya sea en papel, en formato electrónico o en forma oral.

6. Los derechos de los pacientes:
Los pacientes tienen derechos fundamentales que deben respetarse siempre, como el derecho a la dignidad, el respeto a su persona, el derecho a la información y el derecho a rechazar el tratamiento.

7. Colaboración con otros profesionales
La legislación también especifica cómo deben colaborar las enfermeras con otros profesionales, ya sean médicos, otras enfermeras, técnicos de diálisis o trabajadores sociales.

8. Investigación clínica:
Si una enfermera participa en una investigación clínica, debe conocer las leyes específicas de la investigación con seres humanos, incluidos el consentimiento, la confidencialidad y la seguridad del paciente.

9. Continuidad de los cuidados:
La legislación también puede abordar la necesidad de que las enfermeras garanticen la continuidad de los cuidados, incluso en caso de traslado de un paciente o de cambio de equipo.

La legislación que rige la práctica de la enfermería nefrológica es un componente esencial para garantizar unos cuidados seguros y de alta calidad. Por ello, es vital que todas las enfermeras se mantengan al día de las actualizaciones y novedades legislativas, para poder ejercer siempre respetando los derechos de los pacientes y las normas profesionales.

Derechos de los pacientes y profesionales sanitarios.

En el mundo de la medicina, el delicado equilibrio entre una atención óptima al paciente y el respeto a los profesionales sanitarios está en el centro de las preocupaciones cotidianas. Todo individuo, ya sea paciente o profesional sanitario, tiene derechos fundamentales que deben ser respetados y protegidos.

Por lo que respecta a los pacientes, el derecho a la información es primordial. Todo paciente tiene derecho a ser informado sobre su estado de salud, las intervenciones propuestas y sus posibles beneficios y riesgos. Esto les permite tomar decisiones informadas sobre su tratamiento. Esta transparencia, esencial para un tratamiento respetuoso, implica también el derecho a rechazar el tratamiento, a pedir que se modifique o a buscar una segunda opinión.

Sin embargo, la información no se limita a la dimensión médica. Los pacientes también tienen derecho a ser informados de sus derechos, sobre todo en lo que respecta a la confidencialidad de sus datos médicos. Todos los pacientes tienen acceso a su historial médico y pueden solicitar correcciones si se detectan errores.

Además, el derecho a la dignidad y al respeto es fundamental. Sea cual sea su estado de salud, situación social u origen, todo paciente merece ser tratado con dignidad, sin discriminación. Esto incluye también el derecho a la intimidad y la confidencialidad, garantizando que no se revelen detalles íntimos o delicados de su vida y su salud sin su consentimiento.

En cuanto a los profesionales sanitarios, sus derechos suelen girar en torno al ejercicio de su profesión en condiciones seguras y dignas. Tienen derecho a una formación continua que les permita actualizar sus conocimientos y prestar una asistencia de calidad. También tienen derecho a trabajar en un entorno seguro, donde se minimicen los riesgos de agresión o peligro.

El derecho de expresión es igual de esencial para los profesionales. Deben poder discutir, debatir y expresarse sobre cuestiones médicas o éticas sin temor a represalias. Este derecho va de la mano de su responsabilidad de denunciar cualquier acto o situación que ponga en peligro al paciente.

La colaboración es otro aspecto de los derechos de los profesionales. Trabajar en equipo implica el derecho a colaborar de forma constructiva, a intercambiar información relevante sobre los pacientes respetando la confidencialidad y a poder contar con el apoyo de los colegas.

El respeto de los derechos de los pacientes y de los profesionales sanitarios es una piedra angular de la medicina de calidad. Es una danza delicada, en la que cada parte cuida de la otra, todo ello en una búsqueda común: el bienestar y la salud de todos.

Gestión de quejas y litigios.

La gestión de las quejas y los litigios es un aspecto ineludible de la práctica médica. Cualquier estructura médica, sea cual sea su grado de excelencia, se enfrentará, en un momento u otro, a las quejas de los pacientes o de sus familiares. Estas situaciones, lejos de ser momentos de fracaso, deben verse como oportunidades para crecer, aprender y mejorar la calidad de la atención.

1. Identifique el origen de la insatisfacción.

El primer paso para tratar una queja es comprender su naturaleza. ¿Se trata de un problema de comunicación, un desacuerdo sobre el plan de tratamiento, una percepción negativa de la atención recibida o un auténtico error médico? Esta comprensión es crucial porque guiará el proceso de resolución.

2. Escucha activa y empatía.

La escucha es una herramienta poderosa. Los pacientes y sus familiares a menudo necesitan expresarse, ser escuchados y que se reconozcan sus emociones. La empatía, la capacidad de ponerse en el lugar de la otra persona y sentir sus emociones, es esencial para rebajar la tensión.

3. Dar respuestas claras.

Una vez identificada claramente la queja, es esencial responder a ella de forma transparente. Si se ha cometido un error, es esencial admitirlo, pedir disculpas por ello y explicar las medidas adoptadas para evitar que vuelva a ocurrir.

4. Establecer una mediación.

Algunos conflictos pueden requerir la intervención de un mediador, una persona neutral que facilitará la comunicación entre las distintas partes y les ayudará a encontrar un terreno común.

5. Documentación precisa.
Todas las quejas y disputas deben documentarse meticulosamente. Esta documentación debe incluir la naturaleza de la queja, las personas implicadas, las medidas adoptadas para resolverla y su resultado.

6. Análisis sistemático.
Las quejas deben analizarse sistemáticamente, no sólo para resolver la disputa actual, sino también para identificar cualquier patrón o problema recurrente. Este análisis es una valiosa fuente de información para la mejora continua de la atención.

7. Formación y prevención.
La mejor manera de gestionar los conflictos es prevenirlos. La formación continua de los profesionales, la introducción de protocolos claros y el fomento de una comunicación transparente entre pacientes y cuidadores son herramientas para reducir el riesgo de conflicto.

8. Apoyo a los profesionales.
Hacer frente a una queja puede ser emocionalmente angustioso para los cuidadores. Por ello, es esencial que reciban apoyo, ya sea formal o informal, para afrontar este calvario.

La gestión de las quejas y los conflictos es un proceso complejo que requiere una escucha atenta, una comunicación clara y un compromiso de mejora continua. En esta delicada danza, pacientes y profesionales avanzan juntos, con la esperanza compartida de un sistema sanitario cada vez más eficaz y respetuoso.

Capítulo 16

DESARROLLO PROFESIONAL Y FORMACIÓN CONTINUA

Especializaciones en nefrología.

La nefrología, como especialidad médica centrada en los riñones y las patologías renales, ofrece multitud de subdisciplinas para quienes deseen perfeccionar sus conocimientos. Estas especializaciones le permiten profundizar sus conocimientos y habilidades en áreas específicas, garantizando una atención óptima a los pacientes con necesidades especiales.

1. El trasplante renal.
Se trata de una subespecialidad importante que se ocupa de la sustitución de riñones insuficientes por un riñón sano, normalmente procedente de un donante. Los profesionales de este campo coordinan el proceso de trasplante, desde la selección del donante hasta los cuidados postoperatorios del receptor.

2. Diálisis pediátrica.
La nefrología pediátrica es una especialización centrada en el cuidado renal de los niños desde el nacimiento hasta la adolescencia. Se ocupa de las patologías renales únicas de esta población y de cómo interactúan con el desarrollo y el crecimiento.

3. Nefrología intervencionista.
Esta especialidad abarca los procedimientos utilizados para identificar y tratar las enfermedades renales sin cirugía abierta, como el cateterismo o la biopsia renal.

4. Nefropatología.
Se centra en el estudio microscópico de las enfermedades renales para establecer un diagnóstico preciso y orientar el tratamiento.

5. Enfermedades renales hereditarias.
Se trata de comprender y tratar las enfermedades renales

que se transmiten genéticamente, como la poliquistosis renal.

6. Hipertensión.
Aunque el tratamiento de la hipertensión es multidisciplinar, los nefrólogos suelen participar debido a la estrecha relación entre la presión arterial y la función renal.

7. Nefrología crítica.
Esta subdisciplina trata a los pacientes con insuficiencia renal aguda o complicaciones graves de la enfermedad renal crónica que requieren tratamiento en la unidad de cuidados intensivos.

8. Glomerulopatías.
Se centra en las enfermedades que afectan a los glomérulos, las unidades funcionales de los riñones responsables de la filtración.

9. Litiasis renal.
Esta especialización abarca la formación, detección y tratamiento de los cálculos renales.
Cada una de estas especializaciones, sin dejar de estar bajo el paraguas de la nefrología, requiere una formación y una experiencia específicas. Ofrecen a los profesionales la oportunidad de profundizar en sus conocimientos, ampliar sus competencias y contribuir de forma significativa a la ciencia médica y al bienestar de los pacientes.

Investigación en nefrología: ¿por qué y cómo participar?

Al igual que otras especialidades médicas, la nefrología evoluciona constantemente impulsada por los avances científicos y clínicos. La investigación en nefrología es esencial para mejorar nuestra comprensión de las enfermedades renales, desarrollar tratamientos innovadores y mejorar la calidad de vida de los pacientes.

1. ¿Por qué dedicarse a la investigación?
   - **Mejorar la atención al paciente. La** investigación está a menudo en el origen de nuevos tratamientos, mejores enfoques diagnósticos e intervenciones preventivas.
   - **Evolución de la profesión.** Mantenerse a la vanguardia de los conocimientos médicos permite a las enfermeras de nefrología seguir siendo relevantes en un entorno médico cambiante.
   - **Contribuir al conocimiento médico.** La investigación es la herramienta mediante la cual avanza la medicina, y cada estudio tiene el potencial de aportar una contribución significativa.
   - **Desarrollo profesional.** Los profesionales implicados en la investigación pueden adquirir nuevas competencias, obtener reconocimiento y desarrollar sus carreras.

2. ¿Cómo puedo participar en la investigación?
   - **Formación.** Si le interesa la investigación, es esencial que se forme, ya sea a través de cursos, talleres o diplomas especializados. Necesita dominar los principios éticos, metodológicos y estadísticos de la investigación.
   - **Unirse a un equipo de investigación.** Muchos hospitales e instituciones cuentan con departamentos o unidades de investigación. Pueden ofrecer oportunidades de colaboración, tutoría y participación directa en proyectos de investigación.
   - **Establecer colaboraciones. La** investigación es a menudo un trabajo de equipo. Colaborar con otros profesionales, como médicos, farmacólogos o biólogos, puede enriquecer un estudio.

- **Implicarse en los ensayos clínicos.** Las enfermeras de nefrología pueden desempeñar un papel fundamental en la realización de ensayos clínicos, desde la selección de pacientes hasta la recogida y el análisis de datos.
- **Participar en conferencias y simposios.** Estos eventos son excelentes plataformas para presentar trabajos, obtener comentarios y establecer contactos con otros profesionales de la investigación.
- **Publicar y compartir.** Difundir los resultados es crucial en la investigación. Publicar en revistas científicas, presentar en conferencias e incluso compartir en plataformas digitales son formas de contribuir al acervo mundial de conocimientos.

Involucrarse en la investigación en nefrología ofrece la oportunidad de hacer una contribución significativa a la especialidad y a la salud de los pacientes. Requiere curiosidad, determinación y formación continua, pero las recompensas, tanto profesionales como personales, pueden ser inmensas.

La importancia de la formación continua.

En un mundo en el que la ciencia y la tecnología avanzan a un ritmo vertiginoso, no se puede subestimar la importancia de la formación continua para los profesionales sanitarios, en particular para los que trabajan en campos especializados como la nefrología.

La dinámica del desarrollo médico
La nefrología, como tantos otros campos de la medicina, está en constante evolución. Las nuevas investigaciones cambian nuestra comprensión de la enfermedad renal, se desarrollan técnicas innovadoras para el tratamiento y se introducen nuevos fármacos con regularidad. Sin una

actualización continua de sus conocimientos, las enfermeras y los médicos corren el riesgo de encontrarse desfasados, ofreciendo potencialmente unos cuidados obsoletos o menos eficaces.

Impacto en el paciente

Un profesional bien formado e informado es capaz de proporcionar una atención de mejor calidad, informar adecuadamente a los pacientes sobre las opciones de tratamiento e intervenir rápidamente en caso de complicaciones. Esto se traduce en mejores resultados para los pacientes, menos efectos secundarios y, en algunos casos, una mayor supervivencia.

Desarrollo profesional

Para las enfermeras de nefrología, la formación continua es una oportunidad de crecimiento profesional. Les permite no sólo mantener y ampliar sus habilidades clínicas, sino también explorar nuevas áreas de especialización o asumir funciones de liderazgo o investigación.

Adaptarse a la tecnología

Con la introducción de nuevas tecnologías en diálisis y otras herramientas de diagnóstico, es esencial que los profesionales estén formados en su uso óptimo. Esto va más allá del simple conocimiento de las máquinas; significa comprender cómo encajan en la vía asistencial del paciente.

Crear confianza

Los profesionales que persiguen activamente su formación suelen ser percibidos como más comprometidos con su profesión. Esto refuerza la confianza de pacientes y colegas, fomentando una mejor colaboración interprofesional.

Retos éticos y normativos

La nefrología, al igual que otros campos de la medicina, se enfrenta a dilemas éticos, sobre todo cuando se trata de trasplantes, decisiones sobre el final de la vida o nuevos tratamientos. La formación continua permite a las enfermeras mantenerse informadas y preparadas para afrontar estas delicadas situaciones.

La formación continuada en nefrología es mucho más que una obligación profesional. Es un reflejo del compromiso de las enfermeras de proporcionar unos cuidados óptimos, de desarrollarse profesionalmente y de navegar con confianza por el siempre cambiante panorama médico. Al invertir en su formación, las enfermeras invierten en su futuro, en la calidad de los cuidados que prestan y, en última instancia, en la vida y el bienestar de sus pacientes.

CONCLUSIÓN

**El futuro
de la
nefrología
y
el papel
cambiante
de la enfermera.**

A medida que avanza el mundo de la medicina, la nefrología, como todas las especialidades, está experimentando cambios, impulsada por la investigación, la tecnología y las necesidades cambiantes de la población. Esto, a su vez, está dando forma y redefiniendo el papel de las enfermeras de nefrología, empujándolas a estar a la vanguardia de los cuidados renales.

Avances tecnológicos
La creciente adopción de tecnologías que van desde la telemedicina hasta los dispositivos avanzados de asistencia a la diálisis ofrece oportunidades sin precedentes para mejorar los cuidados de los pacientes con enfermedades renales. Las enfermeras, que a menudo son las primeras usuarias de estas tecnologías junto a la cama del paciente, se convertirán en expertas no sólo en su uso, sino también en la formación de sus colegas y en la concienciación de los pacientes.

La carga de las enfermedades crónicas
Con el aumento de enfermedades crónicas como la diabetes y la hipertensión, que son las principales causas de insuficiencia renal, crece la necesidad de cuidados nefrológicos. Las enfermeras desempeñarán un papel fundamental en el tratamiento de estas enfermedades, la prevención de las complicaciones renales y la educación de los pacientes sobre los cambios en el estilo de vida.

Centrarse en la prevención
A medida que la medicina avanza hacia un enfoque más preventivo, las enfermeras de nefrología defenderán la concienciación y la prevención de las enfermedades renales. Trabajarán cada vez más en sentido ascendente, educando a las comunidades e identificando a las personas en riesgo mucho antes de que aparezcan los síntomas.

Mayor colaboración
El cuidado de los pacientes nefrológicos es complejo y requiere una estrecha colaboración entre distintos especialistas. En el futuro, las enfermeras desempeñarán un papel fundamental en la coordinación de los cuidados, trabajando mano a mano con médicos, farmacéuticos, dietistas y otros profesionales sanitarios.

Progresión a puestos de liderazgo
Reconociendo su experiencia única, se espera que las enfermeras de nefrología ocupen cada vez más puestos de liderazgo, ya sea en la gestión de unidades de diálisis, en la investigación clínica o en el desarrollo de políticas sanitarias.

Investigación e innovación
El papel de la enfermera también se extenderá al campo de la investigación. Participará en estudios clínicos, probará nuevos métodos de tratamiento y contribuirá a la ciencia de la nefrología con sus observaciones y conocimientos.

El futuro de la nefrología es brillante y apasionante. A medida que la especialidad sigue evolucionando, las enfermeras de nefrología no son meros testigos, sino actores clave de este cambio. Seguirán siendo la columna vertebral de la atención al paciente, al tiempo que exploran nuevos horizontes, adoptan tecnologías de vanguardia y desempeñan un papel cada vez más importante en la configuración del futuro de la atención renal.

Glosario de términos médicos de uso común.

Acidosis metabólica: Afección en la que el organismo produce demasiado ácido o los riñones no pueden eliminar suficiente ácido del cuerpo.

Anuria: Ausencia o producción extremadamente baja de orina.

Azotaemia: Aumento de la concentración de nitrógeno, en particular de urea, en la sangre.

Balance de nitrógeno: Medida de la cantidad de nitrógeno que entra en el organismo (principalmente a través de las proteínas alimentarias) comparada con la cantidad de nitrógeno excretado en la orina.

Catéter: Tubo médico flexible que se introduce en el cuerpo para administrar o extraer fluidos.

Dializado: Solución utilizada en diálisis para eliminar los productos de desecho de la sangre de los pacientes.

EPO (eritropoyetina): Hormona producida por los riñones que estimula la producción de glóbulos rojos.

Fístula arteriovenosa: Conexión quirúrgica entre una arteria y una vena, que suele utilizarse para la diálisis.

Glomérulos: Diminutas unidades de filtración en los riñones donde se purifica la sangre.

Hemodiálisis: Tipo de diálisis en la que la sangre se limpia fuera del cuerpo mediante una máquina.

Hiperpotasemia: Nivel elevado de potasio en la sangre.

Hipertensión: Presión arterial alta.

Insuficiencia renal: Incapacidad de los riñones para filtrar la sangre correctamente.

Nefrona: Unidad funcional del riñón, formada por un glomérulo y túbulos.

Nefropatía: enfermedad renal.

Osmolaridad: Concentración de una solución, a menudo utilizada para describir la concentración de orina.

Poliuria: Producción y excreción de una gran cantidad de orina.

Proteinuria: presencia de cantidades anormales de proteínas en la orina.

Renina: enzima producida por los riñones que interviene en la regulación de la presión arterial.

Trasplante de riñón: Trasplante quirúrgico de un riñón de un donante a un receptor.

Uremia: Concentración elevada de urea y otros productos de desecho nitrogenados en la sangre, debida generalmente a una insuficiencia renal.

Uréter: conducto que transporta la orina del riñón a la vejiga.

Vejiga: Término utilizado para describir la vejiga, un órgano que almacena la orina.

Este es un resumen de los términos médicos utilizados habitualmente en nefrología. Es esencial que todos los profesionales sanitarios especializados en nefrología comprendan estos términos para poder ofrecer una atención óptima al paciente. Este glosario puede ampliarse para incluir términos más especializados y técnicos, adaptados a las necesidades de cada lector.

Recursos adicionales para el aprendizaje y la formación continua.

- Libros y manuales:
    - "Manuel de Néphrologie" del Dr. Jean-Paul Cristol y el Dr. Philippe Brunet.
    - "La práctica de la hemodiálisis" por Marc E. De Broe, Karl M. Koch, Norbert Lameire.
    - "Fisiopatología y diagnóstico de la enfermedad renal", por Robert W. Schrier.
- Revistas profesionales:
    - Nefrología y Terapéutica.
    - Revista de la Sociedad Americana de Nefrología (JASN).
    - Revista clínica de la Sociedad Americana de Nefrología (CJASN).
- Formación en línea:
    - Coursera, Udemy y Khan Academy ofrecen cursos específicos de nefrología.
    - Sitios web especializados como Nephrology University o Renal Fellow Network.
- Organizaciones profesionales:
    - La Sociedad Francesa de Nefrología (SFN).
    - La Sociedad Americana de Nefrología (ASN).
    - La Asociación Renal Europea (ERA).
- Conferencias y talleres:
    - Congreso anual de la SFN.
    - Semana del Riñón organizada por la ASN.
    - Reuniones europeas sobre nefrología organizadas por la ERA.
- Recursos y aplicaciones web:
    - Nefrología Medscape: últimas noticias, estudios y recomendaciones.
    - KDIGO (Enfermedad renal: mejora de los resultados globales): Directrices y

recomendaciones para el tratamiento de diversas enfermedades renales.

- NephroCalc: Una aplicación para ayudar a los profesionales a evaluar la función renal y ajustar la medicación.
- Podcasts:
  - "NephroTalk": Debates sobre temas de actualidad en nefrología.
  - "NephJC": Revisiones de artículos científicos relevantes en la materia.
- Grupos de apoyo y foros:
  - RenalWeb: Foro para profesionales de la diálisis.
  - NephroLink: Una plataforma para que pacientes y profesionales intercambien información y experiencias.
- Recursos para los pacientes:
  - La Asociación para la Información y la Investigación de las Enfermedades Renales Genéticas (AIRG).
  - Kidney Foundation: Proporciona recursos, información y apoyo a los pacientes con enfermedades renales.
- Programas de formación especializados:
- Programas de becas o especialización en nefrología ofrecidos por universidades y hospitales.
- Bases de datos y bibliotecas médicas:
- PubMed: Base de datos de referencia para estudios médicos.
- Embase: Otro recurso esencial para la literatura médica.
- Libros y manuales:
  - "Traité de Néphrologie" del Dr. Michel Paillard, el Dr. Pierre Ronco y el Dr. Raymond Ardaillou.
  - "Nefrología para la enfermera", por Maryse Aumont.
- Revistas profesionales:
  - Nefrología y Terapéutica.

155

- La Revue de Médecine Interne (fundada por la Société Nationale Française de Médecine Interne).
- Formación en línea:
  - Universidad de la Francofonía: Cursos de especialización en nefrología.
  - SIDES 3.0: Sistema de información dedicado a la enseñanza.
- Organizaciones profesionales:
  - La Société Francophone de Néphrologie Dialyse et Transplantation (SFNDT).
  - Asociación de Nefrólogos Francófonos de Bélgica (ANFB).
- Conferencias y talleres:
  - Conferencia anual del SFNDT.
  - Journées de Néphrologie (Jornadas de Nefrología): organizadas anualmente, abarcan diversos temas relacionados con la disciplina.
- Recursos y aplicaciones web:
  - NEPHROBLOG: Blog dedicado a la nefrología, con numerosos artículos e información para profesionales.
  - NéphroHUG: portal francófono dedicado a la formación en nefrología.
- Podcasts:
  - "NéphroScope": Debates sobre temas de actualidad en nefrología para un público francófono.
- Grupos de apoyo y foros:
  - France Rein: Organización que trabaja por el bienestar de las personas afectadas por enfermedades renales en Francia.
- Recursos para los pacientes:
  - La Fondation du Rein: Organización dedicada a la información y prevención de las enfermedades renales.

- Info Rein: Plataforma de información e intercambio para enfermos renales y sus familiares.
- Programas de formación especializados:
- Diplomas interuniversitarios (DIU) en nefrología ofrecidos por varias universidades francófonas.
- Bases de datos y bibliotecas médicas:
- Banque de Données Santé Publique (BDSP) (Banco de datos de salud pública): Base de datos que contiene un gran número de documentos en francés relacionados con la salud pública.
- BiblioSanté: plataforma quebequense que ofrece recursos sanitarios fiables y pertinentes.

La formación continua es esencial para que todos los profesionales sanitarios garanticen que la atención que prestan se basa en las últimas investigaciones y en las mejores prácticas. En nefrología, con los avances tecnológicos y médicos, mantenerse al día es especialmente crucial. Estos recursos pueden ayudar al personal de enfermería y a otros profesionales a continuar su desarrollo profesional.